精准抗炎

THE INFLAMMATION SPECTRUM

定制专属于你的个性化抗炎方案

[美]威尔·科尔　[美]伊芙·亚当斯◎著　　戴　路◎译

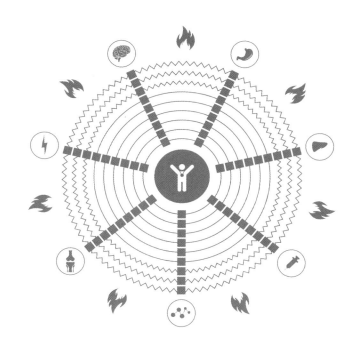

U0239823

北京科学技术出版社

著作权合同登记号　图字：01–2022–4324

图书在版编目（CIP）数据

精准抗炎 /（美）威尔·科尔,（美）伊芙·亚当斯著；戴路译 . — 北京：北京科学技术出版社 , 2022.10（2024.12 重印）

书名原文 : The Inflammation Spectrum
ISBN 978–7–5714–2473–2

Ⅰ . ①精… Ⅱ . ①威… ②伊… ③戴… Ⅲ . ①慢性病 – 炎症 – 食物疗法 Ⅳ . ① R364.5

中国版本图书馆 CIP 数据核字 (2022) 第 126173 号

策划编辑：宋　晶	电　　话：0086-10-66135495（总编室）
责任编辑：白　林	0086-10-66113227（发行部）
责任校对：贾　荣	网　　址：www.bkydw.cn
文字编辑：张　芳	印　　刷：北京宝隆世纪印刷有限公司
责任印制：吕　越	开　　本：720 mm × 1000 mm　1/16
出 版 人：曾庆宇	字　　数：171 千字
出版发行：北京科学技术出版社	印　　张：11.25
社　　址：北京西直门南大街 16 号	版　　次：2022 年 10 月第 1 版
邮政编码：100035	印　　次：2024 年 12 月第 4 次印刷
ISBN 978–7–5714–2473–2	

定　　价：79.00 元

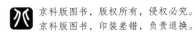

谨以此书献给安珀、所罗门和希洛。

引　言

　　你的身体之所以能够保持正常运转，得归功于人体奇妙的生物化学反应。你的身体内有约 9600 米长的血管，每秒钟都有 2500 万个新细胞诞生。你的大脑中各单元之间的联系比银河系中各星球之间的联系都复杂。事实上，你体内的数万亿个细胞都是由碳、氮、氧组成的，这些元素同时也构成了自数十亿年前就明亮闪耀的恒星。我们甚至可以说，你实际上是由星尘构成的。这些细胞的存在是为了让你健康地活着，它们各自发挥着独特的功能，使得每个生命都如此特别。在漫漫的时间长河里，人类已经存在了很久，但没有任何一个人拥有过和你一样的基因、生物化学特征和容貌，直到你出现。

　　对我们来说，我们吃的食物影响着我们的生理状态。我们吃的每一顿饭、每一口食物都会动态地持续影响我们的感受。但是，因为每个人都不一样，所以没有固定的标准去判定某样食物是好是坏。对他人有益的食物可能不适合你。这本书只为你服务。作为你的个人指南，它将帮你找到你的身体喜欢、讨厌和需要的食物，从而让你的身体达到最佳状态。

　　作为一名功能医学医生，我专门帮助人们去了解自己身体的语言，让人们可以准确地认识到自己每天做的事情（或没做的事情）可能对自己的身体有益或有害。通过教人们运用自己的智慧，我帮助了成千上万的人成功减肥并重获活力。哪些食物会使你的体内出现炎症？哪些食物富含营养且对你有益？你的身体其实知道。你应该打造专属于自己的饮食方案，但是怎么知道什么样的食物适合自己呢？又该如何接收并正确理解自己的身体发出的信号，使身体保持健康和活力呢？

哪些食物会使你的体内出现炎症？哪些食物富含营养且对你有益？

炎症时代

找到专属于你自己的饮食方案对保持身体健康非常重要，我们之所以呼吁你调整饮食和生活方式，背后还有一个更重要的原因——一场危机正在悄悄临近。前方乌云密布，风暴即将到来，而这场风暴就是炎症。各种相关迹象已经出现在我们身上了。来看看一组令人震惊的数据，如今，每 40 秒就会有 1 人心脏病发作，癌症是全球第二大死因，60% 的美国成年人患有慢性疾病，而其中又有 40% 的人患有两种或多种慢性疾病，5000 万美国人患有自身免疫性疾病，几乎 50% 的美国人患有糖尿病或处于糖尿病前期。

同时，美国人的脑健康问题也在不断增加。大约 20% 的成年人患有可诊断性的心理障碍。现在，抑郁症是世界范围内导致残疾的主要原因。大约 20%（约 1500 万）的 3 ～ 17 岁的美国儿童患有可诊断性的精神、情感或行为障碍。重度抑郁症在青少年群体中的影响尤其明显，青少年女性的自杀率达到 40 年来的最高水平。焦虑症影响着 4000 多万美国人，而阿尔茨海默病是美国人的第六大死因。自 1979 年以来，因脑部疾病而死亡的男性人数增加了 66%，而女性人数增加了 92%！现在，每 59 个孩子中就有 1 个被诊断为孤独症谱系障碍。

我们已经来到了炎症泛滥的时代。

为什么会这样呢？所有这些不同的健康问题之间存在一种潜在的共性，也就是关联所有这些病症的一个节点。这些健康问题中的每一个在本质上都与炎症有关。不得不承认，我们已经来到了炎症泛滥的时代。

对于慢性炎症导致的健康问题，主流医学提供的首要选择（甚至在很多情况下是唯一选择）是什么？答案是药物。令人惊讶的是，我们中有 81% 的人每天至少需服用一种药物。但是，这些药物是否真的有效呢？

美国人在医疗保健上的花费比其他任何国家的人都多，但美国人的平均预期寿命较短，而美国人中肥胖症更为普遍，并且美国孕产妇和婴儿的死亡率高于世界上其他任何工业化国家。当然，有些人的确因接受药物治疗而活下来，现代医学也确实为我们带来了医疗方面的惊人进步。但是，谁能在这些统计数据面前下结论说，对于慢性健康问题，主流的治疗方法是持续有效的呢？

不过，为什么我们非要在现代医学和健康之间做出选择呢？治病救人的传统药物必然有它们适用的时机。但在做出每一个有关健康的决定时，我觉得每个人都应该想一想："对我来说，最有效且副作用最小的选择是什么？"对某些人而言，药物的确符合此标准，对另一些人而言却并非如此。对许多有多种健康问题的人来说，药物并不是最有效的，尽管药物通常是传统医学能够提供的唯一选择。而且，大多数现代药物都有很多潜在的副作用（你可能在广告上都看到过）。我们怎么可以称这种现代系统为医疗保健？当今的主流医学中几乎没有任何"健康"或"护理"的理念。"疾病管理"或"疾病治疗"可能是更准确的叫法。

世界各地的患者出于各种不同的原因来我这里看病或在线上向我咨询，其中最常见的原因之一是传统医疗方法未能就他们的慢性健康问题提供解决方案。这些健康问题各不相同，我最常见到的是消化不良、自身免疫性疾病、激素失调、抵抗性焦虑或抑郁、减肥困难和持续性疲劳。我的患者非常清楚问题的根源，他们并不想仅通过药物来掩盖问题，因为这些药物通常会带来和患者自身健康问题同样糟糕甚至更严重的副作用。

当患者来找我时，我会与他们深入交谈并认真倾听。我会让他们填写一些调查问卷，以找出症状真正的根源和他们体内最容易出现炎症的地方。传统医生受到的训练是遵循某个原则将症状和诊断、药物进行匹配，我与他们不同，我与患者密切合作，以找到他们出现慢性健康问题的潜在原因。我不满足于仅仅解答"如何消除这些症状"，而更在意"如何找到症状的根源，从根源上解决问题，从而让症状自行消退"。对我来说，这可能是一种更明智且更直截了当的方法。

这是我的治疗模式与西医常规治疗模式之间的一个很重要甚至特别关键的区别。你可能听说过古希腊医师希波克拉底的名言"以食为药，以药为食"。

现代医学之父的观点如今被认为是激进的且会威胁主流医学，我们应该好好想想，我们已经走了多少弯路？在传统医学看来，食物就算能被引入治疗方案，也只能作为备选项。

可是，食物不应该成为备选项。食物是非常有效的药物。但问题是，你不太可能从西医那里获得有关此类"处方"的信息。如今，在美国各医学院中，学生在 4 年的学习期间接受营养知识教育的时间平均只有 19 小时，甚至只有 29％ 的医学院向医学生提供了官方建议的 25 小时营养知识教育。《国际青少年医学与健康杂志》的一项研究对刚参加儿科住院医师项目的医学院毕业生进行了基本的营养和健康知识评估，发现在 18 个问题的测试中他们回答的正确率平均只有 52％。简言之，大多数医生都无法通过基本的营养知识测试，因为他们根本没有接受该领域的必要培训。

营养在主流医学中的优先级排名如此靠后，可是很讽刺的一点是，竟然有 80％ 的常见慢性疾病（心脏病、癌症、自身免疫性疾病、糖尿病）几乎都可以通过调整饮食和生活方式来预防和有效逆转。如果我们今天所面对的几乎所有的慢性健康问题都可以通过调整饮食和生活方式来预防、逆转、改善、控制或者消除，那么为什么我们要选择效果不佳的其他方式呢？某些东西很常见，但这并不意味着它们的存在是正常的。慢性炎症问题和日益增多的处方药无疑是广泛存在的，但它们的存在肯定是不正常的。

功能医学：医疗保健的未来

功能医学是不同于传统医学的一种新兴医疗保健模式。功能医学医生认为饮食和生活方式是重塑健康的关键，不应该将药物干预作为治疗慢性疾病的第一（有时是唯一）选择。功能医学医生在饮食和生活方式的有效性方面接受了系统、全面的培训。我们并不反对在必要时使用药物，但是关注点还是应放在患者的生活这一更基本的层面，因为我们知道你的饮食和生活方式直接影响着你的健康。由于常规医生通常没有接受过指导患者调整生活方式方面的培训，因此完全依靠医生的那些人（尤其是那些症状无法按照标准模型归类的人）通常在这方面一无所获，健康问题无法得到解决，要服用的处方药却越来越多，甚至还要承受各种药物副作用的影响。功能医学提供了一种新思路：饮食在重塑健康的过程中占主导地位。

我教患者如何掌控自己的健康并找出健康问题的根源，其中最有效的方法之一就是以食为药。我们几乎总是以此为起点，因为你吃的每一口食物要么有益健康，要么有害健康。每一餐都可能保护或危害你的健康——它要么使你体内的炎症朝进一步加剧的方向发展，要么消除你体内的炎症，改善和提升你的整体健康水平。世界上并不存在所谓的中性食物。

> **世界上并不存在所谓的中性食物。**

以食为药的难点在于：某样会保护或危害你的健康的食物可能对他人产生完全不同的影响。基于自身炎症的程度，不同的人处在炎症谱系内的不同位置，而使一个人朝健康方向靠拢的方法不可能适用于所有人。我之所以选择功能医学，是因为它把个体放在首要位置。功能医学医生清楚地知道，没有哪种饮食或没有哪个处方对所有人都有效，即便对那些症状相同的人来说也是如此，因为有太多的因素影响着症状呈现的方式，并且任何相同的症状背后可能有着不同的病因。

但是，你该如何选择食物呢？你如何知道哪些食物和哪种生活方式能够改善自身的健康，哪些又会加剧自身的症状、导致减肥困难、耗尽你的精力或给你带来疼痛呢？事实上，只有一种行之有效的方法能让你搞清楚这些问题，毫无疑问，就是排除饮食法，没有任何其他方法可以与之媲美。

排除饮食法的作用和目的

迄今为止，医学检查还无法可靠地查出你对哪些食物不耐受和敏感，也没有哪种检查可以像排除饮食法那样明确地告诉你哪种食物会使你出现什么样的症状。排除饮食法可以准确地帮助你找出哪些食物会引发炎症。然而，大多数排除饮食方案（包括医生和营养师已经建议了数十年的方案）的问题在于，它们单调且要求过于笼统，即使医生只要求患者执行很短一段时间，他们也难以坚持。谁能做到连续一周只吃水煮鸡胸肉和生菜，其他什么都不吃？然而，一个精确的排除饮食方案必须执行一周以上。你是不是感觉自己像进了食物监狱一样？！

其实不一定非得这样。

我给患者提供的排除饮食方案是不一样的。根据我多年的经验，我知道一个人不可能对所有食物都敏感或有反应。实际上，出现某些症状的人更可能是对某些类型的食物不耐受，并且更可能从其他类型的食物中受益。我们如果基于这些事实来操作，那么可以使排除饮食方案更个性化、更易实施且更丰富。

你将在本书中看到的排除饮食方案是个性化的方案。它们考虑到了那些最令人困扰的症状和人们最大的顾虑，会根据个人独有的症状有针对性地给予个性化建议。更棒的是，它们不仅仅从食物出发，还从某些生活方式和行为出发，帮助你从各个方面改善健康。无论你是谁，住在哪里，喜欢吃什么和做什么，本书中的排除饮食方案都是为你量身打造的。它们相对来说会更加有趣，并且更有可能让你坚持下去，因为有一个不可否认的事实，那就是如果你不坚持完成一套排除饮食方案，是不会看到什么效果的。

我在本书中设计了测试表，它们将帮助你确定你所担忧的健康问题属于什么系统，并且为你提供所需的方法和专业信息，帮你重塑健康。

你将读到如下内容。

• 非常有价值的信息，帮助你了解你在炎症谱系内所处的位置，并确定应该选取两种排除饮食方案中的哪一种。

• 为你量身打造的个性化方案，清楚完整地列举了能从源头上改善你的症状的个性化食物和疗法。

• 整个过程的分步指导，确保你清楚下一步该干什么。

- 关于制订个性化食物清单的说明，确保你选择的食物对你来说最有营养且疗效最好。

- 最重要的是，能让你拥有完全符合你的需求、目标、愿望和梦想的全新的身体智慧和如何践行健康生活的思路。

阅读以往的任何一本书，你都无法获得类似的体验。

我承认确实有些食物对任何人都没有好处（比如我不会向任何人推荐含高果糖玉米糖浆或反式脂肪酸等添加剂的垃圾食品），在全食物范围里，最终适合你的饮食方案取决于你自身独特的生物化学特征、遗传基因、个人饮食习惯和肠道微生物的平衡情况。我曾亲眼见过所谓"最健康"的全食物对一个人极其有益，却在另一个人身上引发了炎症，而本书中提供的方案是帮助你找到个人食疗处方的关键。

这意味着你再也不必执着于搜寻所谓的"完美饮食"。我绝不会告诉你，只有转为素食者或执行生酮饮食法才能获得健康。尽管我的第一本书《生酮食谱》是基于蔬食的生酮饮食指南，但我依然要强调，每个人的情况都不相同。这就是为什么我在《生酮食谱》中区分纯素食者、蛋奶素食者、鱼素食者。即使在执行素食法、生酮饮食法甚至任何其他饮食方法的群体中，每个人的最佳食物也因人而异。你喜欢采取某种饮食法也没问题。但在真正动手选择食物之前，你还是需要增加对自身的了解，而这本书将帮助你获取这些知识并以此为基础采取行动。

这就是本书的魅力所在。我们将与你携手，帮助你找到最适合你的饮食方式。无论你是偏爱蔬食、生酮饮食、原始饮食、地中海饮食，还是不想有任何限制地吃任何想吃的东西，你都可以达到更加理想的健康状态，使自己在炎症谱系内的位置处于健康地带，而达到这一目的的途径就是找出哪些食物对你有益或有害，这个过程将是愉悦的，你全程都可以享受美味，也绝不会缺乏营养。最重要的是，这个方案切实可行。我认为食物和健康应该是有趣而神奇的，我尝试通过我的著作来传达这一思想。《生酮食谱》是关于蔬食和生酮饮食的奇妙组合，而这本书将带领你完成从"食物困惑"到"食物自由"的蜕变。

功能医学医生认为健康是一种复杂而动态的力量。有些人看似吃的全是垃圾食品，身体可能非常健康，这可能是因为他们所承受的压力较小、周围人对其行为非常支持以及他们会进行大量锻炼，这些因素都会带来积极的影响。而有些人明明吃得非常健康（每天不停地喝康普茶、吃羽衣甘蓝沙拉），却可能因孤独或排山倒海的压力而出现严重的健康问题，从而日渐憔悴。即便只看食物本身，对某个人很健康的食物也可能导致另一个人出现炎症——你吃的羽衣甘蓝可能给其他人带来消化问题，而你的朋友肆意享用的巧克力可能给你带来偏头痛。这就是为什么刻板的饮食教条早已过时。

功能医学医生将人放在所处的环境中来看待，观察人的体能状况并评估整体情况：你吃了些什么，你如何生活以及生活中的各个方面如何影响着你的身体、情感和精神。我的目标是，以你的生活为背景，帮助你发现最能滋养你的身体并满足你的身体需求的食物、生活方式和疗法，促使你积极主动地朝着健康迈进。这是属于你的宏观策略，第一步就是你要好好正视"自己究竟该如何生活？"这一问题。

通过个性化的评估、量身定做的排除饮食方案、条理清晰的食物组合，可以帮助所有人发现什么食物对自己来说是最有效或最糟糕的。排除饮食法试图通过引导你不断回答"我到底需要什么？"这一终极问题来终止你内心关于健康需求和生活方式选择之间的激烈斗争。让我们一同来照亮你前方的健康之路吧！

目　录

第一章

预先判断：
生物个体性
如何决定身体的喜恶

我们每个人都有着差不多的外形，一样的四肢和内脏，相同的基本生理过程。我们都有心跳，我们的血液在血管中流淌，我们的肌肉会进行收缩和伸展，我们的骨骼支撑着身体，但每个人身体的生理化学反应是独一无二的。

人与人之间的一些差异与基因和表观遗传学（研究生活方式和环境对基因表达的影响的学科）有关，还有一些差异与肠胃中菌群的平衡和多样性、免疫系统的自我调节、激素水平的波动以及体内炎症的程度有关。实际上，导致你体内出现炎症的原因和导致其他人出现炎症的原因可能完全不一样，同时，炎症对每个人的健康和身体机能的影响也不一样。

所有这些因素甚至更多的因素都是紧密相连、相互影响的，造就了令人惊讶而又时刻变化着的奇迹，那就是独特的你。在微观层面上，你与其他任何人都不同。你有自己独特的优势，会遇到独特的挑战。每天都有各种各样的因素（食物、活动和想法）使你感觉良好，但也有一些因素使你感到糟糕。你也很可能有自己的症状——偏头痛、疲劳、关节疼痛、皮疹或焦虑。也许你会出现消化不良、激素失调或减肥困难的问题。每一个问题都与你的健康相关，并且可能受到许多方面的影响——不仅受你的遗传基因和体内菌群的影响，而且受你的饮食、运动、生活方式甚至思维方式的影响。

你所做的任何事情都可能有益或有害健康——在许多情况下，这意味着你所做的任何事情都可能加重或减轻炎症。但任何会对你产生影响的事物都是独一无二的。让你更健康或更不健康的因素不一定会对其他人产生同样的影响。

上述的这种身体特性就叫生物个体性，理解生物个体性是功能医学的基础之一。作为功能医学从业者，我知道生物个体性是与你和你的健康、体重问题相关的唯一且重要的信息。我每天都能从患者身上看到生物个体性。来找我咨询的大多数患者的饮食模式已经比标准西方饮食模式好得多。他们已经非常了解健康方面的知识，在听说功能医学之前已经调整了饮食和生活方式。无论他们采取何种饮食方式，他们大多会吃全食物。尽管他们的初衷都是追求健康，但他们都因某种健康问题而找到我，其中部分原因是他们所吃的食物对自己并没有效果。

饮食保健领域依赖于这样一种观念，即某些饮食会对某些人产生很好的效果。这就是为什么你会看到这么多关于"奇迹饮食""真正对你有益的一样东西"的书和文章。但是，一样东西对某些人有作用是因为它恰好适合某些人，也就是从生物个体性上来说正好适合他们的身体。你是否注意到电视广告上的一行小字——"效果因人而异"？其他人试图通过这样东西获得同样的效果，结果很可能失败，因为适合他们的东西可能略有不同，甚至大相径庭，他们的问题需要完全不同的解题方式。

甲之蜜糖，乙之砒霜。

俗话说："甲之蜜糖，乙之砒霜。"生物个体性是对这句话最好的解释。如果你不了解自己对什么不耐受或对什么敏感，那么你很有可能无意间食用某种会加重你炎症或者妨碍你减肥的食物（甚至你可能每天都在食用这种食物）。你可能认为这种食物对你的健康有益，但是许多所谓的"健康食物"可能在某些人体内会引起不良反应。这就是生物个体性的体现。

食物过敏、食物不耐受和食物敏感有何区别？

我们的世界在较短的时间内发生了飞速的变化。在历史长河中，与人类存在相比，我们现在吃的食物、喝的水、用来种庄稼的贫瘠土地和受污染的环境相对来说都比较新。有研究正在把我们的 DNA 与周围世界之间的这种不匹配视为慢性炎症出现的主要原因。我们有 99％左右的基因是在大约一万年前（农业发展之前）形成的。由于这种不匹配，现如今我们看到了人类在历史上从未有过的对食物的反应。

对食物产生反应的主要原因有 4 种：食物过敏、食物不耐受、食物敏感和自身免疫性反应。人们经常混淆、错用、滥用前 3 个术语，让我们先来看一下它们之间的区别。

· **食物过敏**：它涉及免疫系统，会导致最直接并可能是最严重的反应。食物过敏的症状可能包括皮疹和荨麻疹、瘙痒、肿胀（呼吸道肿胀可能致命），甚至是过敏性休克。

本书中的个性化饮食方案不是为了帮助你确定自己是否有这类会对生命有威胁的反应。我的目标是帮助你搞清楚以下 2 种对食物产生反应的原因。

· **食物不耐受**：与食物过敏不同，它不直接涉及免疫系统。当你的身体无法消化某些食物（如乳制品）或你的消化系统受到刺激时，你就会出现食物不耐受的症状。这些症状通常是酶缺乏导致的结果。

· **食物敏感**：它是免疫介导性的，与食物过敏很像，但是食物敏感导致的身体反应出现得较为迟缓。对你来说，食用少量某种食物，可能没有问题，但是过量食用或每天食用该食物可能使你的炎症逐渐加剧，从而危害你的健康。

食物不耐受和食物敏感的症状如下。

- 腹胀
- 偏头痛
- 流鼻涕
- 脑雾
- 关节或肌肉疼痛
- 焦虑或抑郁
- 疲劳
- 瘙痒、皮疹
- 心悸
- 类似流感的症状
- 腹痛
- 肠易激综合征

生物个体性与生活方式

在制订饮食方案时，生物个体性是需要考虑的、至关重要的因素。注意，这一因素不仅适用于饮食，还几乎适用于你生活的方方面面。

- **运动**：我的一些患者在剧烈运动后容光焕发——对他们而言，这不仅有益于心血管系统，而且可以改善情绪，缓解炎症。但对有些人而言，剧烈运动会导致疲劳和压力，引发炎症，而在大自然中轻快行走、做瑜伽或进行简单的伸展运动会让他们感觉更好。

- **社交**：有些人可能因社交活动过多而迅速产生内啡肽。社交活动实际上可能对他们具有消炎作用。但有些人可能因为人群聚集而产生压力，从而引发炎症；对这些人来说，独处让他们感觉最舒服。

- **压力**：有些人承受压力的能力很强，甚至享受快节奏、充满挑战的一天。但有些人承受压力的能力很弱，他们需要放慢脚步。我们知道压力是会引发炎症的，因此了解什么会给你带来压力很重要。

- **免疫力**：有些人经常感冒，而有些人从来不会中招。这可能是炎症对免疫系统的影响——一个人炎症越严重，患病的可能性就越大。

- **环境**：有些人只要接触化学物质、霉菌和真菌等，就会产生反应，而有些人似乎对此毫无反应。同样，对许多人来说，这些环境中的毒素可能引发炎症，那些本身炎症就很严重的人可能对这些毒素更敏感。

- **个性**：你更具艺术性还是更具逻辑性？我们在很多方面都存在差异，这也是生物个体性的体现，并且与炎症有关。

传统医学方法能帮助一些人但不能帮助所有人消除症状或找出健康问题的根源。而生物个体性就是导致这种情况的主要原因。因为传统的医生更偏向将病情或患者进行分类，而非注重个体情况。

以下是主流医学诊断和治疗疾病的方式：观察到许多不同的人有相同的症状和实验室检测结果时，会针对他们的病情起一个名字，比如甲状腺功能减退症、类风湿关节炎或抑郁症。这些病被赋予诊断代码，由一组数字和字母组成。

然后，根据能否有效地使检测结果变正常并减轻部分人群的症状，药物被匹配给不同的诊断代码。例如，如果药物 X 使得 52% 的甲状腺功能减退症患者的疲劳有所缓解，则该药物可能成为甲状腺功能减退症的标准处方药。

但是，有些人的健康问题不在预先划定的症状范围内，有些人 48% 的症状未通过推荐药物得到缓解，他们该怎么办呢？这种医学上的匹配是基于概率来决定的，因此你会希望自己成为幸运儿之一，但事实上很多人都没那么幸运。有些人没有相匹配的药物来缓解症状，因此他们在没有得到帮助的情况下失望地离开医院；而有些人遇到了匹配的药物对症状无效的问题，因为他们的病因与那些获得良好治疗效果的人的不同；还有一些人虽然可以通过药物缓解症状，但可能遇到无法忍受的副作用——有时副作用比原始症状更折磨人！有些人质疑自己是否真的需要服用药物，他们想知道是否有更天然的方法来改善自己的症状，以及是否有更有效的方法来阻止病程发展或逆转病程。

此外，如果你的症状很不明显且实验室检测结果正常，那该怎么办？如果你的症状正好能被归于某一类，且标准处方药可以缓解你的症状，那太好了。但是，如果你具有非典型症状或对药物有异常反应，或者你更想要治愈疾病而非通过药物来暂时消除症状，你可能很难从传统医学那里获得帮助。

正如大家所见，传统医学的诊断模式中有很多例外。来找我的常常就是遇到这些例外的患者，因为主流医疗系统对他们毫无用处。他们无法通过药物得到帮助，或者自身症状不是主流病症。

当有的人的症状不符合某种预设模型时，真正的问题不是症状本身，而是该模型没有考虑生物个体性。如果让 5 个符合同一常规医学诊断代码的人采用相同的治疗方案，并询问他们每个人的治疗进展如何，你可能得到 5 个不同的答案，因为每个人的遗传基因、菌群和生物化学特征都不同，而且他们看似相同的症状背后可能有完全不同的病因。这很复杂。但幸运的是，其中存在一个共同的因素。

炎症谱系

了解炎症是了解如何利用生物个体性来改善你的健康状况的最重要的方法之一。深入研究当今世界我们遇到的每一个健康问题（比如焦虑、抑郁、疲劳、消化问题、激素分泌失衡、糖尿病、心脏病或自身免疫性疾病等）之后，你会发现，它们在本质上都是炎症或者其中部分是由炎症引起的。

但是，炎症是隐性的，早就开始在体内酝酿——症状在这些疾病凸显之前，还远远达不到能够被诊断出的阶段。当某个健康问题已经发展到能够被诊断出的阶段，它一般已经对身体造成了巨大伤害。举个例子，自身免疫性肾上腺问题（比如艾迪生病）发展到能够被确诊时，患者 90% 的肾上腺已经损坏了。许多其他慢性疾病也是如此——像多发性硬化这类的炎症性神经问题或腹腔疾病这类的炎症性肠道问题到能够被确诊的阶段时，身体必定已经出现了很大程度的损伤。

上述这些疾病不是在一夜之间发作的；反之，上述疾病的确诊阶段已经是炎症发展的最后阶段了。比如说，当某些人被诊断出患有自身免疫性疾病时，他们已经经历了 4 ~ 10 年的自身免疫性炎症阶段。其他慢性疾病同样如此，如糖尿病和心脏病。你不会在一夜之间患上糖尿病，也不会毫无征兆地突然出现心脏病。在你的空腹血糖水平高到足以被诊断为糖尿病之前或者在你的心脏病发作之前，炎症已经在你体内潜伏了多年。我们每个人都处于炎症谱系内的某个位置，可能是无炎症，可能是轻度到中度炎症，也可能是足以确诊为某种疾病的重度炎症。

知道了这一点后，还有人愿意等到处于炎症谱系末端的那一天才采取措施吗？在炎症出现早期、比较容易消除的阶段，我们就对其采取措施不是更好吗？

对我来说，功能医学实践的重点是找出炎症的根源，搞清楚炎症早期的表现，因为我们开始关注炎症的时间应该远远早于被确诊患有某种严重疾病的时间。一旦确诊，留给你的唯一选择通常就是接受药物治疗。我相信我们可以做得更好。我的专业和这本书就是要探讨，如何在炎症造成更严重的问题之前就采取积极措施去消除它。

即使你的健康问题已经很严重，你依然可以采取很多措施来帮自己重新恢复健康。有研究验证了功能医学领域数十年来一直在重复的观点：生活方式和饮食是影响健康的重要因素，而我还要补充的是，生活方式和饮食是诱发炎症的主要因素。实际上，据研究估计，至少有 77% 的炎症是由我们可以掌控的因素决定的——包括我们的饮食、所承受的压力和接触的污染物，其余的则由遗传基因决定。这意味着你在此时此刻可以做很多事情来改善你的身体状况，而不是一步步走向慢性疾病。

根据我的经验，我们绝大多数人的身体都具有强大的力量。我们现在可以通过积极的生活方式和健康干预措施来掌控我们的健康。无论这些变化将我们的生活质量提高了 25% 还是 100%，我们都是在炎症谱系内朝着正确的方向迈进。与其总是做同样的事情却期望得到不同的结果，不如尝试一些新东西。这是将消极变化转变为积极变化的唯一方法。

你可能因为想消除一些自身的症状或正在与某些慢性健康问题做斗争而选择阅读这本书。当你仔细琢磨生物个体性和你在炎症谱系内的位置时，你需要明白一个简单的事实：你体内出现炎症的原因（饮食、环境、压力）取决于生物个体性，你体内出现了哪种炎症症状（体重增加、疲劳、胃酸反流）也取决于生物个体性。然而，尽管炎症会导致很多问题，但它也是一把万能钥匙，可以帮我们搞清楚不同的生物个体面对不同的内外部压力的反应。关注炎症的好处如下。

- 炎症是症状的起因，这意味着它可以引发或加重许多症状。因此，消除炎症自然可以消除或减轻炎症引发的一连串下游症状——用一个方案就可以消除多种症状。

- 缓解炎症通常可以让你的身体自行修复原发性功能障碍——通过去除病因来使症状自然消除。炎症会减弱身体的自然恢复能力。你如果可以找到自身炎症的诱因（什么导致你体内出现炎症）以及炎症所在的部位，就可以学会如何从源头上消灭它。

这就是我们解决你健康问题的方式：通过改变饮食和生活方式来减轻炎症，清除正在加剧你体内炎症的诱因，同时强化抵抗炎症的因子。这样做很可能直接解决你的慢性健康问题，而非掩盖你的症状。

那么，如何改变你的饮食和生活方式呢？答案是我们精心设计的个性化排除饮食方案。

到底什么是炎症？

炎症是身体的天然防御反应。急性炎症的表现是在受伤（如擦伤、割伤或扭伤）部位出现的发红、肿胀和疼痛。炎症是免疫系统的产物。在炎症反应被激活时，免疫系统推动促炎细胞涌向受伤部位，预防细菌、病毒侵入和感染。这就是伤口愈合的方式。如果体内没有炎症反应机制，我们所有人都无法存活。

然而，当炎症失控、在伤口愈合或入侵者被消灭后并没有消失，或者身体错误地识别入侵者而激活炎症反应时，问题就出现了。当上述任一情况发生时，炎症自身就成了问题，并可能因发炎的诱因和部位涉及人体的不同系统而引发多种症状。如果炎症无法得到适当缓解且长时间处于低水平，则称作慢性炎症。在这种情况下，免疫系统可能变得过度敏感并反应过度，不断释放致炎细胞因子，使炎症在体内扩散。

简而言之，炎症反应要遵循适度原则：不能过少，但也不能太多。正常情况下，你体内的炎症应该在必要时以合适的量出现以解决问题，任务完成后就消失。

排除饮食法将帮助你发现什么样的饮食和行为会在你体内的什么部位引发炎症。炎症在体内出现的具体部位取决于生物个体性，受遗传基因、活动、以往受伤情况、生活方式以及其他我们尚未发现的因素的影响，了解你的炎症易感性以及你在炎症谱系内的位置将是帮助你了解并消除自身炎症的最佳方法。炎症往往出现在以下系统中。

- 神经系统
- 消化系统
- 排毒系统，包括肝脏、肾脏、胆囊和淋巴系统（它们一起构成了人体的排毒系统）
- 控制血糖和胰岛素平衡的系统（可控制你的血糖和胰岛素平衡）
- 内分泌系统（大脑与包括甲状腺、肾上腺、卵巢或睾丸在内的激素系统之间的通信系统）
- 肌肉骨骼系统
- 免疫系统（可能转而攻击你的身体，导致自身免疫性疾病）

还有一种我称之为多发性炎症。有些人，包括我的许多患者，不止一个系统有炎症，甚至全身（包括位于体内各处会影响心脏和大脑的动脉）都有炎症。这可能是由身体异常敏感或太长时间忽略炎症所致。

在以上每个系统中，炎症都以谱系存在，从无炎症到轻度，再到中度、重度、极重度，每个系统的炎症都有自己的谱系范围。

下图显示了不同系统的炎症的谱系范围。下一章中的测试将帮助你确定自己各大系统的炎症程度，以便通过饮食和生活方式的改变来针对性地解决这些问题。

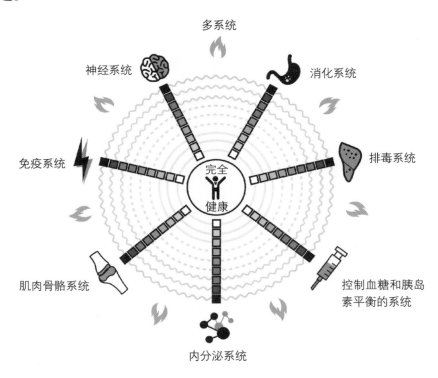

如果你担心自己可能在测试中得到不好的结果，请不要担心。无论你处于炎症谱系内的什么位置，任何时候想要改善局面都为时不晚，而这正是我们即将要介绍的。通过最新的个性化排除饮食法来减少饮食和生活方式中的能触发炎症的因素，你很快就会确切地知道你需要做些什么以改变你在炎症谱系中的位置。

你需要做的一些检测

除了下一章中的测试，你还可以做一些检测来评估你当前的炎症程度。以下是我列出的一些检测项目（如免疫交叉反应检测），目的是全面地了解你在炎症谱系内的位置。虽说不是一定要在检测之后才开始解决炎症问题，但你可以在踏上消除炎症的旅程之前要求医生给你开具其中一些或所有项目的检查单，你可以通过这些检测来对你体内的炎症情况有一个基本了解。掌握这些信息可以帮助你持续朝正确的方向前进并取得良好的效果。功能医学医生可能是你的最佳选择，因为这些检测比标准的常规医学检测更为全面。（我给来自世界各地的人做过这些检测并为他们分析了检测结果。）

- **超敏 C 反应蛋白（hsCRP）检测**：C 反应蛋白是一种致炎蛋白，这项检测将显示你体内有多少 C 反应蛋白。这项检测可测量另一种致炎蛋白白细胞介素 -6（IL-6）的值。它们都与慢性炎症有关，它们的最佳指标范围是 1 mg/L 以下。这两种致炎蛋白水平偏高是诱发心脏病的一个危险因素，并且会导致许多其他基于炎症的健康问题。

- **高半胱氨酸检测**：这种致炎氨基酸与心脏病、血脑屏障渗漏和痴呆有关。在有自身免疫性问题的人群中，它的值普遍较高。功能医学界建议它的最佳数值小于 7 μmol/L。

- **铁蛋白检测**：该项检测是为了测量人体内铁的水平，但要注意的是该项值过高可能是出现炎症的征兆。对男性来说，该项数值的最佳范围为 33 ~ 236 ng/mL；对绝经前女性来说，该项数值的最佳范围为 50 ～ 122 ng/mL；对绝经后女性来说，该项数值的最佳范围为 150 ～ 263 ng/mL。

- **微生物组检测**：该项检测有助于评估肠道的健康状况，约有 80% 的免疫系统位于肠道内。通过观察细菌和酵母菌的生长和钙防卫蛋白、乳铁蛋白等炎症标记物的情况，我们可以评估以肠道为主的炎症的程度。

- **肠道通透性检测**：这项血液检测的目的是确定人体内是否存在对抗闭合蛋白和连蛋白的抗体（这些蛋白决定肠道黏膜的完整性），以及是否有会引发全身炎症的名为脂多糖的细菌毒素。

- **多重自身免疫性反应检测**：该项检测是查看免疫系统是否正在针对人体的许多部位（比如大脑、甲状腺、肠道和肾上腺）制造抗体。做这项检测并不是为了诊断自身免疫性疾病，而是为了寻找可能导致自身免疫性炎症活动的证据。

- **免疫交叉反应检测**：这项检测可以帮助那些对麸质敏感的人，他们的饮食无麸质且低糖低脂，但他们仍出现了消化疲劳问题和神经系统症状。在这些情况下，一些相对健康的含蛋白质的食物（如无麸质谷物、蛋类、乳制品、巧克力、咖啡、大豆和土豆）可能被免疫系统误认为是麸质从而引发炎症。对免疫系统而言，这个人依旧在摄入麸质。

- **甲基化基因检测**：甲基化负责调节免疫系统、大脑、激素和肠道的诸多功能。你体内每秒会发生约 10 亿次甲基化过程，只有它顺利发生，你的生理机能才能保持正常。甲基化基因突变与自身免疫性炎症密切相关，如亚甲基四氢叶酸还原酶基因突变（MTHFR 基因突变）。比如说，MTHFR C677t 基因上出现了双重突变，这意味着你的身体不擅长管理一种名为高半胱氨酸的氨基酸，该氨基酸可能导致某些人体内出现炎症。如果你的父亲和母亲的家族都有人患自身免疫性疾病，那么这是一个危险的信号，你需要更加小心自己在炎症谱系内的位置。你无法改变自己的基因，但是通过了解自己的基因弱点，你可以给予自身额外的关注，尽可能减小风险。

- **大麻素 1 型受体基因 rs1049353 检测：** 我们的内源性大麻素系统调节着一切大小事，包括睡眠、食欲、疼痛、炎症、记忆、情绪等。大麻素 1 型受体基因 rs1049353 是该系统中的重要基因，这个基因的改变与食物敏感和自身免疫性炎症有着显著的关联。研究表明，肠道神经系统是大麻素受体 CB1 分布的主要部位。

我的方案对你有什么帮助？

下一章中的测试将帮你确定自己身体的炎症情况，找到自己体内炎症反应最活跃的系统和你在炎症谱系内所处的位置。了解了自己的情况后，你将得到一份根据具体测试结果量身定制的排除饮食方案，请你遵循这个方案，发挥主观能动性，以减轻自身炎症。如果你的炎症较轻，你可以选择精简化的"四核心"方案。如果你的炎症很严重，或者你身体的多个系统都有炎症，那么你应选择进阶版的"八排除"方案。你还将获得一套针对特定炎症系统的工具箱，其中包含特殊的药用食物、治疗方法、小贴士，便于你全方位地攻克炎症。

执行了定制的排除饮食方案后，你会感觉炎症得到了明显的缓解。这时，你可以再次尝试曾经排除的食物，一次试一种，看看在炎症已经减轻的情况下，你的炎症是否依然会因这些食物而加重。这样你就能确定哪些食物对你有益，而哪些对你无益了。

下面先简要介绍你需要做些什么。

- 进行炎症谱系测试，基于你的症状，确定你的身体的哪些系统出现了炎症，你处于炎症谱系的什么位置，哪个系统的炎症是你要消除的目标，以及你要选择"四核心"方案和"八排除"方案中的哪一个方案。

• 了解"四核心"方案提到的食物（这是每个人都需要暂时排除的），以及如果你的测试结果表明你需要更强有力的干预措施，你将再（暂时）排除其他4类食物。通过我的观察，这些食物最容易引发炎症，无论是身体哪个系统的炎症。

• 列出你要避免的8种有损健康的行为，以及如何逐步将它们移出你的生活的具体做法（并寻找可以替代它们的有趣活动）。

• 获取基于你的具体测试结果定制的工具箱——专门针对你的症状和有炎症的系统。工具箱中包括用来治疗特定系统炎症的安全有效的食物，以及针对你自身问题的疗法（如服用草药和补剂、进行体育锻炼等）。

• 开始执行你的方案，每天从你的列表里剔除一种食物，在4天或8天结束时（取决于你选择的是"四核心"方案还是"八排除"方案），将饮食升级为完全排除饮食。

• 根据你的测试得分，沉浸在4周或8周惬意的抗炎生活里，摆脱影响你的健康的饮食和生活方式。每周，我都会给予你支持和鼓励，引导你做一些有趣的事情，提供营养可口的食谱。随着你的身体慢慢自愈和修复，我会给予你更多不同类型的支持。不用担心生活无聊或对食物产生厌倦，你将有很多事情可以做，有很多食物可以选择。任何你要放弃的东西，都有可替代的选择，并有多份食谱随你挑选。总之，所有你觉得不舍得放弃的东西你都能找到更好的东西来代替。

• 进入重新整合阶段，遵循一套系统的重新引入方案，再度尝试曾经排除的食物。你将学会如何测试每种食物，以怎样的顺序和份量测试，如何跟踪症状，并记录症状的复发情况（如果出现的话）。

• 基于重新整合阶段的结果、你的身体自愈能力和恢复情况，以及你对食物的了解（哪些食物可以滋养你，哪些仍会引发炎症），创建属于你自己的个性化食物清单，列出适合你自己的安全食物和要排除的食物。这将有助于你将自身的健康水平提升到全新的高度，并且你可以在此基础上不断巩固，摆脱节食教条和食物羞耻。这个个性化的流程是基于你独一无二的身体与你沟通交流而得出的。

我的方案背后的理念

谈论了一段时间的排除饮食法后，我们不能忘了最初的目的，这一点是非常重要的。像健康食品强迫症（执着于在饮食和生活习惯上达到完美的强迫症和焦虑症）这类的饮食障碍实在是太普遍了，尤其是那些出现健康问题的人，他们只是想办法让自己的身体更加舒服。我的方案不涉及人身限制、羞耻、自我憎恨，不通过禁食来惩罚身体。那种教条式的饮食理念与我的工作和本方案的理念完全相悖。你无法治愈连自己都讨厌的身体。对自我的尊重会催生你做出最佳选择的冲动，激发你了解身体需要什么才能健康的渴望。利用这个机会，让自己变得平静，把身体调到最佳状态，给自己一份优雅、轻松和宽容，这可能是你一生中第一次这么做。本书的核心就是如何充分爱护自己的身体，如何用可口且有营养的食物来滋养它。这本书谈的是如何关爱自己，找到身体喜欢的那些食物并尽情享用。了解哪些食物会令你身体不适并有意识地避免食用，这不是对身体的惩罚，而是一种自爱的体现。

数字 8 代表了什么？

也许你还没有注意到，这本书中充满了数字 8，其中包括为那些处于炎症谱系内极端位置的人设计的"八排除"方案、8 周计划、大部分工具箱里的 8 种法宝等。我真的对古老的智慧很痴迷，我从古老的智慧中学到的知识之一就是 8 背后的古老含义，它象征对自然秩序及其限制的超越（7 代表着完整，而 8 超越了限制）。在本书中，数字 8 不断出现。起初，我并不是有意为之，我意识到炎症在身体上的主要表现方式通常有 8 种。我通常会执行至少 8 周的排除饮食法（轻度炎症的情况下为 4 周）。有 8 种行为我通常建议别人改正。冥冥之中，8 和本书很有缘。8 代表着超越自身的局限而追求自由，而本书所推崇的就是寻找属于你自己的通往自由的道路。本书将带领你找到对你的身体有益和有害的东西，是你重塑健康的一站式指南。准备好了吗？让我们一起来学习如何通过更好地了解自己的身体，重新恢复健康，重建食物与人体平衡，最终获得自由。就让数字 8 作为你的向导吧！

第二章

细心调查：
检视自身炎症状况

　　既然你已经完整地了解了生物个体性和炎症，现在该"照照镜子"检视一下自己了，找出自己的身体系统里炎症的根源以及你在炎症谱系内的位置。你是否有过一些健康问题，比如减肥困难、关节疼痛、脑雾、皮肤问题、消化问题、情绪大幅波动或无法抗拒对食物的渴望？你的体检结果是否异常，比如胆固醇水平高、血压水平高或血糖水平高？无论你所出现的健康问题是否被确诊为某种疾病，它们的背后都是有诱因的。搞清楚你为什么会有这些健康问题的关键是确定你的炎症特征。功能医学也被称为系统医学。炎症会影响你的哪个系统？在我们一同找出原因之前，先梳理一下所有的可能性。在你阅读每一部分的内容时，请思考一下你目前所遇到的健康问题中哪些可能与之相关。

　　• **神经系统**：特别是炎症已经导致血脑屏障渗透性增强（所谓的脑漏综合征，类似于肠漏综合征）或正在引起诸如脑雾、抑郁、焦虑、注意力无法集中、记忆力下降等问题。

　　• **消化系统**：包括胃、小肠和大肠在内。消化问题以及更具渗透性的肠壁，最终可能导致全身性炎症甚至自身免疫性疾病。便秘、腹泻、胃痛、腹胀和胃灼热只是其中的一部分症状。

- **排毒系统**：由肝脏、肾脏、胆囊和淋巴系统组成。当排毒系统出现炎症时，它们将无法高效地处理代谢废物，这意味着代谢废物可能滞留在你体内，从而进一步加剧炎症、疼痛和肿胀，比如你的手臂、腿部和腹部看起来比平时大很多，你感到全身不适或痛苦，或者你经常出红疹。

- **控制血糖和胰岛素平衡的系统**：血糖水平和胰岛素水平由肝脏、胰腺和细胞的胰岛素受体共同管控。当炎症侵袭该系统时，你的血糖和胰岛素水平将变得不稳定，最终将导致代谢综合征、糖尿病前期或 2 型糖尿病。你会出现无法控制的饥饿感、口渴感以及体重骤增、骤减等典型症状。另外，你在医生那里做的检查可能显示你的空腹血糖水平偏高。

- **内分泌系统**：炎症会侵袭该系统中的任一处，影响甲状腺、肾上腺和性腺（卵巢或睾丸）的激素分泌情况，导致你出现许多不同的症状，比如头发稀少、皮肤干燥、指甲脆薄、焦虑、情绪起伏大、月经不调、性欲低下，因为激素掌控着健康的诸多方面。

- **肌肉骨骼系统**：包括肌肉、关节和结缔组织。这个系统中出现的炎症可引起关节痛、肌肉痛、关节僵硬、纤维肌痛（一种通常与自身免疫有关的疾病）、情绪障碍等。

- **免疫系统**：控制炎症的系统，会过度反应并攻击人体的器官、组织（这就叫自身免疫，当炎症恶化时可能发生）。自身免疫会使身体的方方面面出现问题，尤其是消化系统问题（如乳糜泻或炎症性肠病）、神经系统问题（如多发性硬化）、关节和结缔组织问题（如类风湿关节炎和红斑狼疮）、甲状腺和皮肤问题。

- **多个系统**：这意味着你不止一个系统中有炎症。由于炎症常常隐匿发展，多发性炎症很常见。

你可能已经对自己究竟哪个系统中有炎症这一问题略知一二，但我们需要以一种更加客观的方式来对其进行评估。让我们一起准确地找出过去的几个月中你体内的哪个或哪些系统受炎症的影响最严重。下面的测试将询问你有关上述每个系统的症状，请根据实际情况打分。之后，我将帮助你对测试结果进行分析，从而确定你受炎症困扰最严重的系统。

炎症谱系测试

这项测试将帮助你确定哪个系统的炎症给你带来的困扰最大。这不是为了诊断疾病，而是为了确定你在炎症谱系中的位置和你需要重点关注的食物，表2-1 ~ 表2-7有助于你选择最适合自己的排除饮食方案。测试时，请根据文字所描述的情况在过去1 ~ 3个月发生的频率来回答。如果你在一年之前或更长时间之前出现过这些问题，但现在并没有，请写0分。因为这说明你以往的炎症可能已经消失。了解你体内当前炎症的活跃区在哪里之后，据此制订你的排除饮食方案，将帮助你消除这些炎症。

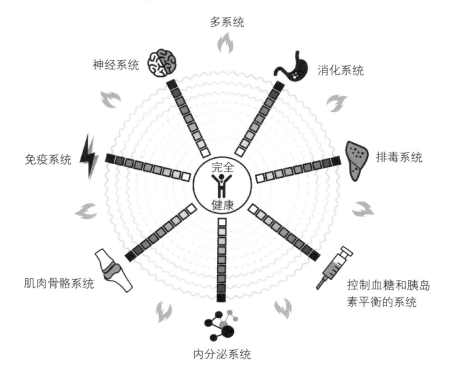

表 2-1　神经系统炎症测试表

	从不：0分	很少：1分	有时：2分	经常：3分	总是：4分
你比以往更健忘吗，比如找不到东西、忘记约定或者忘记你刚想做的事和刚想说的话？					
你是否会无缘无故地感到抑郁？你是否对曾经喜欢的事物失去了动力和兴趣？					
你比以往更焦虑或更忧愁吗？你是否突然感到焦虑或惊慌，或者隐隐有一种持续的不安或不祥之感？					
你是否有脑雾，或者比以往更难以集中注意力，或者难以坚持完成一项任务？					
你是否有过不明原因的情绪波动？					
你是不是说了你并不打算说的话，或者叫错了他人的名字，且在你说完或别人指出的时候才意识到？					
你是否有感官问题——比如，你是否以一种与以往不同的方式感受声音和光线？					
你是否被诊断出（或怀疑自己）存在轻度认知能力下降问题，和/或你是否有痴呆(阿尔茨海默病)家族史？					

神经系统炎症测试得分： _____

表 2-2　消化系统炎症测试表

	从不：0分	很少：1分	有时：2分	经常：3分	总是：4分
你是否经常感到腹胀或胀气，和 / 或你的腹部在进食后或两餐间隔期间鼓起，以至于你看起来像怀孕了？					
你是否有难以控制或突然出现的腹泻、稀便、锯齿状便或水样便？					
你是否便秘，或者经常超过 24 小时才排一次便？你的大便是否坚硬、干燥、形状类似于小丸子且难以排出？					
你是否更频繁地交替出现腹泻和便秘，而不是正常排便（大便坚实但柔软且易于排出）？					
当你长时间不吃东西和 / 或晚上吃东西后，你是否感到胃部灼热或有胃酸反流？					
你的舌头上是否覆盖着厚厚的舌苔，和 / 或即使你保持良好的口腔卫生习惯，也有慢性口臭问题？					
吃完饭后，你是否会胃痛和胃痉挛，或感到恶心和反胃（不管你是否将这些症状与特定的食物联系起来）？					
当你经历紧张、恐惧或焦虑等极端情绪时，你的胃部是否有不适感或其他症状（如腹胀或腹泻）？					

消化系统炎症测试得分： _____

表 2-3　排毒系统炎症测试表

	从不：0分	很少：1分	有时：2分	经常：3分	总是：4分
你的身体是否容易滞留水分，和 / 或你感觉自己的身体在某些天看起来很臃肿，而在其他时间看起来更苗条、更紧致，变化明显到让人觉得你好像是增脂或减脂了？你如果用手指按压小腿，坑印会持续几秒钟才消失吗？					
你的体重在早上和晚上或两天之间的波动是否超过 2 千克？					
你是否患有慢性传染性疾病，比如霉菌中毒或莱姆病？					
你是否隐约觉得自己体内有毒素，但你无法将其与任何具体症状联系起来？					
你是否注意到自己的皮肤或眼白有些发黄？					
你是否有与进食无关的腹部压痛，尤其是在腹部的右上部，或者蔓延到你的上背部或肩部？					
你的尿液是否经常呈深黄色，和 / 或你的大便是否容易漂浮在水面上？					
你的手和 / 或脚上是否出现不明原因的瘙痒、脱皮或皮疹？					

排毒系统炎症测试得分：＿＿＿＿＿＿＿＿

表2-4　控制血糖和胰岛素平衡的系统炎症测试表

	从不: 0分	很少: 1分	有时: 2分	经常: 3分	总是: 4分
即使你已经吃得足够多或感觉饱了（比如吃了一顿大餐后或两餐间隔过短），你是否仍然渴望含糖或淀粉的食物？					
你最近是否食欲大增和／或经常感到口渴且排尿次数增加？					
你是否时不时会视力模糊？					
即使睡眠充足，你是否也感觉异常疲倦，但是吃东西可以缓解你的疲倦感？					
当你几个小时没有吃东西或跳过一顿饭时，你是否会感到头轻飘飘、头晕、颤抖、紧张、易怒或"又饿又气"？					
你的腰围等于或大于你的臀围吗？					
即使减少能量摄入和／或进行锻炼，你也难以减重吗？					
你的空腹血糖水平是否为5.6mmol/L或更高，和／或你的糖化血红蛋白值为5.7％或更高，和／或你是否被诊断出患有糖尿病前期、代谢综合征或2型糖尿病？					

控制血糖和胰岛素平衡的系统炎症测试得分： _____

表 2-5 内分泌系统炎症测试表

	从不：0分	很少：1分	有时：2分	经常：3分	总是：4分
你是否经常在下午感到疲劳和 / 或头痛，然后晚上精神又好了起来，导致你熬夜到很晚？					
当你站起来时是否会突然觉得头晕？					
你经常想吃咸的食物吗？					
你是否睡得过多，或者感觉好像可以睡一整天，晚上也依然能睡着？					
你是否注意到你的皮肤或眼白发黄？					
你的眉毛的外侧 1/3 是否变少或缺失？					
你的性欲减退了吗？你很少有"性趣"吗？					
女性：你是否月经不规律、痛经或月经量异常？ 男性：你最近是否有勃起功能障碍（而以前未出现过）？					

内分泌系统炎症测试得分： _____

表 2-6 肌肉骨骼系统炎症测试表

	从不：0分	很少：1分	有时：2分	经常：3分	总是：4分
你的关节是否会周期性地、持续地或突然地疼痛，位置不定，疼痛来来去去，似乎与受伤无关？					
你的关节过度松弛、灵活或有"双关节"？					
你是否容易在走路时发生"事故"，经常扭伤脚踝、被绊倒或摔倒，或者手拿不住东西？你认为自己手脚笨拙吗？你的肌腱和/或韧带是否经常受伤？					
你的关节是否经常发生异响或卡在某个位置？					
你是否醒来时感到关节和/或肌肉僵硬和/或酸痛？你能通过运动缓解僵硬感，却发现僵硬感在一天结束时又出现了？					
你的颈部或背部是否有慢性疼痛、紧绷感和紧张感？					
你的手脚是否有针刺感、随机的刀扎感和/或麻木感，或四肢有类似的疼痛感？					
在接受按摩时你是否感到疼痛，尤其是手臂、腿部和臀部？					

肌肉骨骼系统炎症测试得分：＿＿＿＿＿＿＿＿

表 2-7　免疫系统炎症测试表

	从不：0分	很少：1分	有时：2分	经常：3分	总是：4分
你是否对某些食物有明显的极端反应或进食后出现明显的极端反应，如呕吐、腹泻、疼痛、皮肤反应或神经系统症状（如脑雾、突然惊慌）？					
你是否怕冷或怕热，和/或你的手或脚在寒冷时发蓝或发灰？和/或你是否感到皮肤、嘴巴或眼睛异常干燥？					
你是否有自身免疫性疾病的家族病史，比如类风湿关节炎、红斑狼疮、多发性硬化、乳糜泻、克罗恩病或桥本甲状腺炎？					
你是否有双侧（在身体两侧的同一位置，比如双手、双肘、双膝或双脚）关节疼痛和肿胀，和/或出现麻木感和刺痛感？					
你的身体上（包括面部）是否有不明原因的皮疹、顽固性痤疮或反复出现的疖和囊肿性痤疮？					
你是否有无法通过睡眠、饮食或其他疗法缓解的极度、持续且无法减轻的疲劳感？					
你是否有不明原因的肌无力，或者你的脚步沉重无力，或者你手里的东西更加频繁地掉落？					

	从不：0分	很少：1分	有时：2分	经常：3分	总是：4分
上述任何症状是否偶尔发作、突然加剧，有时候极其严重，然后消退一段时间，几天、几周甚至几个月后又复发？					

免疫系统炎症测试得分： _____

为了确定你的测试总分，请将以上所有测试的分数相加，并在下方写下总分。你很快就会用到它。

你的总分： _____

 多发性炎症测试表

评估多发性炎症时，我们使用的方法与上述 7 项的略微不同，因为它不是单独某个系统的炎症，而是涉及上述多个系统。现在，请回头看一下你的得分，勾选出你得到了 8 分及 8 分以上的系统。

☐ 神经系统

☐ 消化系统

☐ 排毒系统

☐ 控制血糖和胰岛素平衡的系统

☐ 内分泌系统

☐ 肌肉骨骼系统

☐ 免疫系统

如果你勾选了 2 个及 2 个以上的系统，说明你体内有多发性炎症。别担心——我的很多患者都属于这一类。这意味着炎症在你身体中扩散的范围更广，但这使得你有更充足的理由来采取行动，在情况变得更糟之前，行动起来吧！

打分

下一步就是根据你的测试结果确定你的问题，看看你的哪个（或哪些）系统的炎症最严重及其严重程度——换句话说，你究竟位于炎症谱系内的什么位置。你的分数将决定你选择哪个方案——"四核心"方案或"八排除"方案，它还会指导你选择适合自己的个性化工具箱。

你应该有 7 个分数，每个系统都有一个分数；至于多发性炎症，你只需选择"是"或"否"就可以了；测试总分就是 7 个分数的分值总和。为了便于参考，请将分数抄至下面的汇总表中。

> ### 测试分数汇总
>
> 神经系统炎症测试得分：_____
>
> 消化系统炎症测试得分：_____
>
> 排毒系统炎症测试得分：_____
>
> 控制血糖和胰岛素平衡的系统炎症测试得分：_____
>
> 内分泌系统炎症测试得分：_____
>
> 肌肉骨骼系统炎症测试得分：_____
>
> 免疫系统炎症测试得分：_____
>
> 多发性炎症：你是否在以上多项测试中获得了 8 分或更高的分？　是 / 否
>
> 测试总分：_____

每个系统的炎症情况都对应一个炎症谱系，从轻度到重度。以下是你的每个系统的分数的含义。

2 分及 2 分以下：恭喜你！你几乎没有炎症，现在可能不需要关注这些。

3 ~ 5 分：你有一些炎症，但症状可能还不严重、不明显，并且可能不会对你的生活产生太大影响。但要小心——我称这个区间为"亚健康区"，因为你大部分时间感觉还不错，从不怀疑炎症正在你体内悄悄酝酿。如果你不尽快消除炎症，炎症很快就会变得更严重，你的健康水平也会随之下降。

6 ~ 7 分：炎症正在逐步发展，虽不严重，但需要你全面关注。分数在这个区间表明炎症风暴正在形成，并开始攻击你的身体，使你出现一些症状。

8 分及 8 分以上：炎症已经很严重了，迫切需要你的关注。

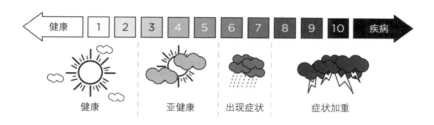

选择你的方案

关于如何选择你将要执行的排除饮食方案，有很多种不同的方法。请参考以下标准。

如果你符合以下情况，请选择"四核心"方案。

• 你只在一个系统的测试中得分达到 8 分或 8 分以上。

• 你的测试总分不高于 15 分。

• 你只想要一种可操作且更加容易操作的方案。

如果你符合以下情况，请选择"八排除"方案。

• 你在两个或多个系统的评估中的得分都达到 8 分或 8 分以上（你的情况符合多发性炎症的判定标准）。

• 你的测试总分达到 16 分甚至更高。

• 你想要放手一搏，感觉自己已经准备好尽全力攻克体内的炎症了。

让我们一起来看一下你的测试结果。

• 得分最高的系统就是你目前有炎症的系统。如果多个系统得分一样，将它们都列出来。这将决定你需要哪个工具箱。请将结果记录在下面。

• 你选择的方案将决定你的食物清单和饮食计划。请将结果记录在下面。

最令我担忧的系统是：

_____

我的方案（圈出其中一个）："四核心""八排除"

最后，我希望你列出 8 个你最严重的症状。之后，你将回过头来再次参考此列表，以便监控你的执行情况。你可能有 8 个以上的症状，但请选出目前对你的生活、健康、身体功能或幸福感影响最大的 8 个。目前生活中最困扰你的是什么？头痛？便秘？关节疼痛？胃灼热？精力不足？焦虑？减肥困难？或者别的什么症状？如果你的症状少于 8 个，太好了！你只需列出你最想解决的问题。

现在你了解了自己的个人情况和所需的方案，也有了行动目标，并且理解了生物个体性的原理。太棒了，开始启航吧！之后的一切都将帮助你重新掌握健康和生活。我们要做的第一件事就是为你提供一个个性化的工具箱，让你拥有采取行动所需的一切。

目前最严重的 8 个症状

1. _____

2. _____

3. _____

4. _____

5. _____

6. _____

7. _____

8. _____

第三章

明确方向：
选择个人方案
和抗炎工具箱

不论你选择的是"四核心"方案还是"八排除"方案，现在是时候明确你该做些什么了，请拿好为你定制的工具箱，这其中包含一些附加的疗法，比如你需要关注的特定食物、可服用的补剂，以及能消除你的炎症的疗法。下一章，我们将详细探讨为什么要这么做，现在让我们先来谈谈基本要点。

"四核心"方案

先让我们根据上一章的测试结果，看看如果你选择了"四核心"方案，你需要做些什么。

欢迎你选择"四核心"方案

如果你决定选择"四核心"方案，那么以下就是你需要做的。

• 剔除最有可能引发炎症的4类食物。要做到这一点，你需要4天时间，每天剔除一类致炎食物，逐渐调整为新的饮食方式。

• 在接下来的4周时间里，请远离这些食物，尝试新的食物，过上抗炎生活。请自行判断哪4种行为会引发炎症且对自己来说危害最大，并改变这4种（或更多）行为。

• 4周后，依靠具体且有条理的方法重新引入你已剔除的4类食物，一次引入一类，以便搞清楚究竟哪类食物对你来说是致炎的。在你安抚好身体，让体内的炎症平息之后，你将能够感知身体对特定致炎食物的真实反应。

• 最后，请你根据从排除饮食方案中学到的知识，为自己创建一个个性化的饮食清单（其中包括对你有益的食物和你应避免食用的食物），它将为你一生的抗炎之路和健康之旅保驾护航。

需要剔除的食物

下列4类食物是需要你先在4天之内逐步剔除的，并在随后4周内完全不食用。这些食物会给大多数人带来炎症。

• **谷物**。剔除所有谷物（即使是不含麸质的谷物），因为很多人对所有类型的谷物都有炎症反应。为了确定你是否属于这类人，这是唯一的方法。这意味着你需要从自己的食物清单中剔除小麦、黑麦、大麦、大米、玉米、燕麦、斯佩尔特小麦、藜麦，以及任何用它们制成的食品。

• **含有乳糖和酪蛋白的乳制品**，包括动物奶、酸奶、冰激凌、奶酪和咖啡奶精。它们也是引发炎症的常见食物。尽管你可能觉得乳制品对自身没影响，但只有把它们从你的饮食中剔除一段时间后，你才能确定是否真是这样。

• **所有类型的甜味剂**，尤其是蔗糖、玉米糖浆和龙舌兰糖浆，还有枫糖浆、蜂蜜、椰枣糖、椰糖、甜菊糖、罗汉果糖、糖醇（如木糖醇），以及其他任何添加到食物中用于增加甜度的东西。加工程度越高的甜味剂越容易带来炎症。不过，在重新引入食物的阶段你可能发现可以在饮食中重新引入一些天然糖，你也可能发现甜味剂根本不适合你。为了确切地知道什么样的甜味剂适合自己，请暂时先将它们全部剔除。

• **致炎油类**，尤其是玉米油、大豆油、菜籽油、葵花子油、葡萄籽油，以及含反式脂肪酸的油（标有"部分氢化"的油）。这些油都经过深度加工，可能致炎。测试哪种油适合你的有效方式是先将它们从你的饮食中剔除，然后重新引入它们。

"八排除"方案

现在让我们看看你如果选择"八排除"方案，需要做些什么。

欢迎你选择"八排除"方案

不管是基于你的测试结果，还是因为你喜欢放手一搏，如果你无所畏惧地选择了"八排除"方案，那么以下就是你需要做的。

• 剔除 8 类致炎食物，包括上面的"四核心"方案中提到的所有食物，以及另外 4 类会给很多人带来炎症的食物。这是一种更强的针对你的炎症的干预手段。你需要在 8 天之内逐步完成，每天剔除一类致炎食物，调整为一种新的饮食方式。

• 接下来的 8 周时间里，请远离这些食物，尝试新的抗炎食物，过上抗炎的生活。我将为你提供一张表，告诉你有哪些行为会引发炎症，你将根据自身经历判断哪 8 种行为对自己来说危害最大，并改变这 8 种行为。

• 8 周后，你将重新引入你已剔除的 8 类食物，一次引入一类，以便确定其中哪类食物对你来说是致炎的。由于你已经抑制住了体内的炎症，你的身体将对这些曾被剔除的食物非常敏感，所以此时你将清楚地知道自己是否真正对它们不耐受！

• 最后，你将创建一个个性化的饮食清单（其中包括对你有益的食物和你应避免食用的食物），它将为你一生的抗炎之路和健康之旅保驾护航。

需要剔除的食物

你要剔除"四核心"方案中提及的所有食物，因此请仔细阅读前面的内容。此外，你还要剔除另外 4 类食物，这样你就可以将体内的炎症完全清除并回归到最健康的状态。以下是 8 类目前可能引发炎症的食物（禁止食用，直到重新引入阶段）。

- 谷物。
- 含有乳糖和酪蛋白的乳制品。
- 所有类型的甜味剂。
- 致炎油类。
- **荚果类**，如小扁豆、黑豆、斑豆、白豆、花生、大豆以及任何豆制品。它们含有凝集素、植酸和其他潜在的致炎蛋白。有些人食用荚果类没什么问题，但很多人不是这样的。你可以在重新引入阶段确定荚果类是否适合你。
- **坚果和种子**，包括杏仁、腰果、榛子、核桃、葵花子、南瓜子和芝麻。对某些人来说，它们很难消化（尤其是在没有事先浸泡的情况下）。而且，它们还含有许多与荚果类所含的相同的潜在致炎化合物。
- **蛋类**。我很喜欢蛋，但很多人对蛋白中的白蛋白敏感，有些人甚至对全蛋都敏感。我们会帮你确定你是否属于这类人。
- **茄属植物**，包括番茄、黏果酸浆、甜椒、辣椒、土豆、茄子和枸杞。它们含有的生物碱对于某些人有很强的致炎作用，而你可能属于这类人。

给素食者的特别建议

这些年来，来找我的患者中有很多是素食者，正如我在《生酮食谱》中所讲述的，我自己坚持纯素饮食已经 10 年了，所以我理解这种生活方式背后根深蒂固的观念。我尊重它，我永远不会叫你抛弃个人信仰，我也不会忽视你的合理要求。话虽如此，我也希望你明白，在你采用我的方案时，如果你剔除所有动物性蛋白质，你会发现剩下的可供你选择的食物可能十分有限。虽然我非常推崇以植物性食物为主的饮食方式，但素食者通常大量食用的很多种植物性食物（如谷物、荚果类、坚果、种子和茄属植物）对有些人来说可能致炎。由于我们的目标是显著地减轻炎症，并确定哪些食物会在你体内引发炎症，所以我们可能需要重新调整思路。我们确实应该好好讨论一番，因为你目前的饮食习惯并不一定完全与我们的计划相冲突。

以我的经验来看，素食者吃素的原因不同，可能是基于道德考虑的，也可能是为了健康。我想先对那些现在正在进行蛋奶素或纯素饮食但内心可能愿意

关于咖啡因和酒精

你可能很惊讶，含咖啡因和酒精的食物怎么不在"四核心"方案或"八排除"方案需要剔除的食物中。事实上，我确实希望你能戒掉这些，但我之所以没将它们添加到列表中，是因为我没有把它们视为真正的食物。其实，这两者都可能以多种方式引发炎症。首先，咖啡因会给大脑与肾上腺之间的交流通路带来压力，而酒精会给肝脏带来额外的负担。既然我们的目标是减少这两个区域的炎症，因此最好避免摄入咖啡因和酒精。但别担心——我的意思并不是你余生再也不能享用红酒或热咖啡。在重新引入阶段，你可以试试看你的身体是否会对它们产生反应。不管怎样，想要准确判定自己是否应该剔除它们，你必须先让它们从你身体中"离开"一段时间。

只有一个例外，我特准你每天喝 1～4 杯有机绿茶或白茶。咖啡因在这些可以减轻炎症的饮品中含量较低。如果你习惯每天饮用大量含咖啡因的饮品（没错，就是咖啡），有机绿茶或白茶会对你很有帮助，因为它们有助于缓解咖啡因戒断性头痛。

考虑另一种饮食方式的素食者说，你们可以考虑一种不同的饮食方式，如果它可以帮助你们达到自己设定的健康目标，至少可以在短时间内尝试一下。

如果你愿意改变

我的患者中有很多素食者，他们在生命中最渴望提升健康状态的阶段找到我，愿意接受这样一种观点：自己的饮食并不是最适合自己的。如果素食或纯素食对你的确有用，那么它们本身是没有任何问题的。这种饮食对许多人都有益，但由于生物个体性的存在，它并不适合所有人。

来向我咨询的人的健康状态并不是很好，他们感觉不舒服，最好的方法就是改变饮食。你如果想改善身体状况，

你如果想改善身体状况，就必须做出改变。

就必须做出改变。许多素食者从蛋类和乳制品中获取大部分蛋白质，然而蛋类和乳制品可能给他们带来炎症。纯素食者尤其喜欢大量食用含有凝集素和植酸（谷物、坚果、种子和荚果类）的高碳水化合物食物，它们是可能引发炎症的抗营养素。你不能只靠空气和水活着，所以如果你选择尝试剔除很多最容易引发炎症的食物，来缓解你的炎症并解决你的健康问题，那么只剩有限的食物供你选择。这意味着你至少在短时间内可能需要重新引入一些动物性食物（饮食仍然以植物性食物为主）。

执行个性化排除饮食方案的目的是客观地评估什么对你的身体最好，但这只是一个试验，不需要永远持续下去。在剔除了那些会给你带来炎症的特定食物之后，你可能发现，蛋奶素食或纯素食对你来说还不错。或者，在吃了与过去完全不一样的饮食之后，你会感觉身体好多了。如果你不愿意剔除一些食物，那想要确定哪些食物和行为对你有负面影响便困难重重。此外，如果你可接受的食物太少而它们又无法为你提供足够的营养，那么你也无法获得预期的良好效果，因为你无法为自己的身体提供它所需的东西。

我鼓励你尝试一些动物性蛋白质，吃一些水产品就可以，饮食仍然以植物

性食物为主，看看效果如何。我不评判你的选择，也不做任何硬性安排，我只是希望你能更深入地了解生物个体性，解决你的健康问题。你不必每餐都摄入动物性蛋白质。如果可以，请慢慢尝试，在重新引入阶段你再尝试在排除阶段摒弃了的植物性食物时，你就知道自己是否适合素食了。

如果动物性蛋白质对你来说是一个绝对不可能的选择

对那些自始至终无法接受食用任何动物性食物的人，我完全能够理解。但还是有多种方法可以绕开这些限制。你最终得出的结论可能不那么清楚或有效，但你依然能得到一些有价值的信息，这些信息能帮助你搞清楚你对不同食物的真实反应。如果你符合这种情况，请按照如下建议修改你的方案。

• 即使你的测试结果提示你应该选择"八排除"方案，你也只执行"四核心"方案，然后看看效果如何。在允许食用荚果类、发酵大豆（如天贝和纳豆）、坚果、种子和蛋类（如果你吃的话）的情况下，你的炎症将开始得到缓解，你依然能取得一些成效。

• 仍然选择"八排除"方案，但破例食用少量荚果类、坚果和种子。

• 如果你要吃荚果类、坚果和种子，在烹饪和食用之前（或在用脱水机烘干坚果和种子之前）把它们放在纯净水中浸泡至少 8 小时，最大限度地减少潜在的致炎成分（凝集素和植酸），还可以用高压锅烹饪荚果类（如扁豆），因为这样不仅速度快，而且还能减少这些食物中致炎物质（凝集素和植酸）的含量。

• 无论选择哪种方案，每天都尽量多吃绿色蔬菜。这是消除炎症非常有效的方法。

• 多食用低果糖水果，在不摄入动物性蛋白质的情况下保持血糖稳定。请参考第 78 ～ 79 页的完整列表。

• 选择良好的蛋白质来源，食用非转基因的有机发酵大豆食品，如天贝或纳豆。（避免加工类的豆制品，如袋装的素食汉堡包和素食热狗，以及未发酵的豆类和豆制品，如毛豆、豆腐、豆浆。）

- 选择大量健康的含有植物脂肪的食物，比如椰子、牛油果和橄榄（以及用它们制成的油）、椰奶和无糖椰奶酸奶，以及杏仁奶和无糖杏仁奶酸奶。

- 在重新引入阶段，你可能发现某些谷物对你有好处，但目前请暂时将它们全部剔除。乳制品也一样。所有"四核心"方案提到的所有食物你在排除阶段都要剔除，无一例外。

如果你在 4 周后仍未感觉好转，请注意以下几点。

- 检查你的蛋白质来源。如果你一直在吃大豆，你是否只吃非转基因的有机发酵大豆（如天贝和纳豆）？如果不是，请严格遵守只吃非转基因的有机发酵大豆的原则，或剔除所有大豆制品。你的身体可能对它们有反应。

- 如果你食用蛋类，请考虑剔除蛋白，因为其中的白蛋白往往是最容易引发炎症的。或者如果你比较敏感，直接剔除全蛋。

- 如果你食用很多坚果和种子，你是否将它们提前浸泡过？确保每次都这样做。如果你浸泡过它们了，请尝试几天不食用它们，看看身体是否有变化。

- 也许你食用了太多种荚果，或者你对某种荚果有反应。每隔几天停食荚果类一天。或者，连续几个晚上做汤，汤里放各种各样的蘑菇、生姜和 / 或高良姜，以及很多新鲜的香草、香料和蔬菜，如果你有消化问题，可以把它们打成泥。

- 你也可以分开尝试不同的荚果，看看是不是某种荚果对你的身体更好。别忘了浸泡！预先浸泡过的或高压煮熟的扁豆、绿豆与黑豆、斑豆等荚果相比，往往不太容易引发炎症。

针对生物个体性的个性化工具箱

你的炎症情况（你在第 30 页记录的）决定了你对工具箱的选择，因此请根据你的测试得分，找到与你最迫切需要解决的问题相匹配的工具箱，深入研究它以获得更多的抗炎法宝。为了便于查阅、参考，你可以复印一份相关工具箱的内容或者在你需要的内容页面插入书签。这些工具箱中的法宝是你可以自由选择的，它们肯定有助于强化你的抗炎效果。工具箱中的所有补剂和食物你都可以在大多数保健食品商店或网上找到。我建议你探访一下当地的保健食品商店，与店员交流，了解某种食品中哪个品牌最好，或者在网上看一看顾客评价。在新品牌不断涌入市场的情况下，这是确定最佳品牌的最佳方法。

神经系统抗炎工具箱

你的大脑陷入危机了吗？你的神经系统出问题了吗？脑部炎症的症状包括脑雾、注意力难以集中、焦虑和抑郁等情绪问题以及记忆问题。长期脑部炎症可能会引发认知障碍，最终导致痴呆、自身免疫性疾病或其他神经系统疾病（如帕金森病），尤其是对遗传易感性人群来说。血脑屏障渗漏可能是根源，它通常与肠漏综合征有关，肠漏综合征会让名为脂多糖的细菌内毒素去到它们不应该去的地方，从而引发炎症。

你的工具箱里有针对大脑炎症和血脑屏障渗漏的食物和疗法。开始执行此方案的短短几天后，你可能注意到你的情绪变好，注意力问题有所改善。下面这些都是你可以利用的法宝，尽可能多尝试吧。

- **野生海鱼**，含有高浓度的促进大脑发育的二十二碳六烯酸（DHA，一种 ω-3 脂肪酸）。
- **椰子油**，含有中链甘油三酯，这种物质已经被证实可以改善认知功能。
- **猴头菇**，含有神经生长因子，有助于保护脑组织，促进脑组织再生。
- **刺毛黧豆**，又名虎爪豆，一种支持神经系统的阿育吠陀草药，富含左旋多巴（神经递质多巴胺的前体），有助于提高身体承受压力的能力。
- **磷虾油**，甚至比鱼油更好，含有的强抗氧化剂虾青素比大多数鱼油所含的多 50 倍。磷虾油还含有对身体有益的磷脂，即磷脂酰胆碱和磷脂酰丝氨酸，用来支持神经系统的正常运行。

- **镁**，支持大脑受体的学习和记忆功能，可增强神经可塑性和意识清晰度。镁缺乏与焦虑、抑郁、多动症、偏头痛和脑雾等大脑问题有关。甘氨酸镁和苏糖酸镁是镁的两种最易吸收的形式，它们分别有利于缓解焦虑情绪和增强认知功能。

- **有氧运动**，可促进脑源性神经营养因子的产生，增强记忆力，提升整体认知功能。尽量保证每周有 6 天进行有氧运动，每天至少 30 分钟。

- **缬草根**，含有缬草酸，是一种能调节神经递质 γ- 氨基丁酸的物质。脑源性神经营养因子是一种有助于神经元生长、维持神经系统正常功能的蛋白质。想要提高体内的脑源性神经营养因子的水平，必须让体内的 γ- 氨基丁酸保持在一个合理的水平，这一点很重要，因为脑源性神经营养因子水平与记忆力受损和阿尔茨海默病有关联。

自我激励口号：完美的健康状态保证我每天头脑更清楚，生活更快乐。

每天在早上和 / 或晚上静坐时大声朗诵或者在心中默念自我激励口号，持续 5 ～ 15 分钟，这也是一种冥想的方式。

 消化系统抗炎工具箱

我发现几乎每个有慢性健康问题的人都有一定程度的肠道炎症，这种炎症会导致消化功能障碍，即使是很轻微的。我在诊所碰到的最常见的问题是便秘、腹泻、肠易激综合征、小肠细菌过度生长、腹胀和胃酸反流。慢性消化系统疾病还可能导致其他严重问题，比如长期胃酸反流会造成食道损伤和胃、肠道溃疡，肠道内壁连接松弛会导致肠漏综合征，从而引发自身免疫性问题。消除消化道中的炎症，使消化道保持健康并更好地发挥作用，将惠及整个身体。下面这些都是可以帮助你实现这一目标的法宝，请尽可能多使用。

- **用熟的蔬菜代替生的蔬菜**，熟蔬菜易消化。你可以将它们放入搅拌机打碎，使它们更容易消化。
- **骨汤和高良姜汤**。炖骨汤时不宜超过 8 小时，你可以用高压锅炖，以减少致炎组胺的影响（致炎组胺因烹饪时间延长而产生）。高良姜汤是用高良姜做的，高良姜与生姜很像。骨汤和高良姜汤都具有抗炎作用，可以消除肠道炎症。这两种汤都可以直接喝或用作烹饪时的汤底。如果条件允许，两种都可以尝试。它们的制作方法都比较简单。
- **发酵蔬菜和饮料**。德国酸菜、韩国泡菜等发酵蔬菜和水、椰奶酸奶、甜菜根格瓦斯、康普茶等饮品中都含有有益细菌，它们都有助于恢复和维持肠道中的有益菌群。（注意，避免饮用加糖的发酵饮品。）
- **益生菌补剂**。这些补剂有助于保持肠道菌群平衡，建议你不断更换益生菌补剂的种类，增加菌群的多样性。
- **L- 谷氨酰胺补剂**。这种氨基酸有助于肠道内壁的修复。
- **消化酶（如盐酸甜菜碱）搭配胃蛋白酶和牛胆汁**。这些酶在你的肠道逐渐修复的过程中可以帮助你的身体消化蛋白质和脂肪。
- **甘草茶**。甘草可缓解和消除肠道内壁的炎症。
- **滑榆皮粉**。这是治疗表现为痉挛、腹胀等症状的肠易激综合征的绝佳选择，它也可用于修复肠道内壁。

自我激励口号：直觉告诉我，我的肠道内的菌群达到了完美的平衡。

每天在早上和 / 或晚上静坐时大声地朗诵或者在心中默念自我激励口号，持续 5 ~ 15 分钟，这也是一种冥想的方式。这对解决消化问题很有效，因为相信你的直觉意味着你相信肠道会慢慢恢复健康。

排毒系统抗炎工具箱

你的肝脏、淋巴系统、肾脏和胆囊主要负责排毒，处理和清除酒精、药物、杀虫剂等毒素以及你自身新陈代谢的废物。如果排毒系统因炎症而受损，废物就可能在你体内堆积，从而引发更多的炎症。如果你的测试结果表明你的排毒系统存在炎症，你可能容易受到淋巴回流、脂肪肝、胆囊问题的困扰，或者感觉自己体内有毒素。毒素在体内滞留太久，会使得体内各器官和各系统受损。该工具箱适合那些可能正在与莱姆病、霉菌导致的疾病、酗酒做斗争的人，以及那些需要每天服用处方药的人。建议你利用排毒系统抗炎工具箱中的法宝，尽快消除炎症，清除体内的垃圾，解放身体。下面这些是可供选用的法宝。

- **蒲公英茶**。这是一种天然的护肝饮品，含有 B 族维生素，有助于促进甲基化和排毒。
- **螺旋藻补剂**。这种藻类具有强大的排毒功效。
- **红三叶花茶或粉剂**。这是一种具有排毒功效的产品。
- **奶蓟茶或奶蓟补剂**。这是一种能够减少重金属对肝的损伤的护肝品。
- **欧芹和香菜**。它们有助于清除人体内的铅和汞等重金属。你可以在饮食中添加这些草本植物，新鲜的或烘干的都可以。
- **含硫蔬菜**。含硫量高的蔬菜包括大蒜、洋葱、抱子甘蓝、卷心菜、花椰菜、西蓝花和西蓝薹。这些蔬菜能促进肝脏分解毒素和重金属，使身体更容易清除它们。西蓝薹比西蓝花的功效更强大。它们所含的大量萝卜硫素有助于身体健康排毒。尽量每天都食用这些蔬菜。
- **绿叶蔬菜**。羽衣甘蓝、菠菜和莙荙菜等深色绿叶蔬菜中含有叶酸，叶酸对打开排毒通道至关重要。苦味绿叶菜，比如宽叶羽衣甘蓝和芝麻菜，也能够增强肝脏功能。
- **干刷身体**。有专门用于淋浴前干刷皮肤的刷子。刷腿和手臂时，从手或脚向躯干方向刷。刷上半身时，从胸口向腋窝和腹股沟方向刷，或从腋窝和腹股沟向胸口方向刷，腋窝和腹股沟是淋巴结最集中的地方。每天干刷身体可以促进淋巴系统运转，将多余的液体和淋巴液连同它们携带的废物一起排出体外，消除因淋巴代谢缓慢而导致的浮肿。干刷身体可以在淋浴和泡澡前进行。

自我激励口号：净化身体，回归最初的健康。

每天在早上和 / 或晚上静坐时大声地朗诵或者在心中默念自我激励口号，持续 5 ～ 15 分钟，这可以帮助你净化自己的身体和心灵。

 ## 控制血糖和胰岛素平衡的系统抗炎工具箱

如果你的血糖指数频繁超标，你将面临各种形式的胰岛素抵抗的风险：代谢综合征、糖尿病前期、肥胖症，并最终发展为 2 型糖尿病，还可能受到许多并发症的困扰，比如神经疼痛、心血管疾病、肾脏受损和视力受损。糖尿病可不是小毛病，它会使人的寿命平均减少 10 年。专家认为，有一半的美国人在一定程度上存在胰岛素抵抗的问题。产生这种问题的原因可能是肝脏内的炎症和胰腺中细胞胰岛素受体受损，这些受体对胰岛素的作用不再敏感。饮食对控制血糖和胰岛素平衡至关重要，可以缓解肝脏内的炎症并稳定血糖和胰岛素水平（血糖和胰岛素水平波动会导致糖尿病）。如果你的测试结果提示你的这个系统有问题，那么你应该立即开始执行血糖和胰岛素调节方案，控制血糖的波动。以下是你可以用到的法宝。

• **肉桂**。试试肉桂茶，或者在热饮、水果及其他食物中加入肉桂。肉桂含有原花青素，它能够积极地改变脂肪细胞中的胰岛素信号的活性。肉桂已被证实可以降低 2 型糖尿病患者体内的血糖水平和甘油三酯水平。

• **灵芝**。这种药用菌类多被制成茶、粉末或烘干。灵芝通过降低 α - 葡萄糖苷酶（一种负责将淀粉分解成糖的酶）的水平来降低血糖水平。

• **小檗碱补剂**。小檗碱是一种植物性生物碱，也是一种中药，它可以减缓碳水化合物被分解成葡萄糖的速度，保持血糖水平的平衡，经验证在调节糖尿病患者的血糖水平方面与二甲双胍的功效一致。

• **抹茶**。这种绿茶衍生物含有一种叫作表没食子儿茶素 -3- 没食子酸酯（EGCG）的化合物，有助于稳定血糖。服用抹茶粉是增加 EGCG 摄入量的好方法。

• **D- 手性肌醇补剂**。这种营养素在胰岛素信号传导过程中起着重要作用，并可以降低胰岛素抵抗水平。

• **苹果醋**。这种常见的调味品可以极大地提高胰岛素敏感性，改善身体对糖的反应方式，还有助于降低空腹血糖水平。

• **高膳食纤维蔬菜**。来自全食物的膳食纤维在改善胰岛素敏感性和降低葡萄糖代谢水平方面尤其有效。

• **铬补剂**。铬是一种矿物质，在胰岛素信号传导过程中发挥着重要作用。除了可以降低甘油三酯和胆固醇水平外，它还可以改善胰岛素敏感性和血糖水平。

自我激励口号： 只要血糖、胰岛素和瘦素平衡了，我就平衡了。

每天在早上和 / 或晚上静坐时大声地朗诵或者在心中默念自我激励口号，持续 5 ~ 15 分钟。这种侧重于调节平衡的静心活动对身心有着积极的影响。压力会导致血糖过高，反复念自我激励口号可以舒缓压力。

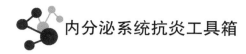 **内分泌系统抗炎工具箱**

如果你深受情绪不稳定、经前综合征、经期不规律、痛经、性欲低下等问题的困扰，或者你即将进入更年期并出现了很多不适症状，你可能已经怀疑自身存在激素方面的问题了。没错，这些很显然都是激素失衡的症状，但失衡的内分泌系统还有许多其他表现方式，比如甲状腺激素、肾上腺激素和睾丸激素问题。无论你有哪种类型的激素失衡，此工具箱中的法宝都可以缓解你的炎症，改善激素受体活动以及下丘脑 - 垂体 - 肾上腺轴、下丘脑 - 垂体 - 甲状腺或下丘脑 - 垂体 - 性腺轴中大脑与激素之间的通信交流，从而帮助你的内分泌系统恢复正常。即使你正处于激素剧变期（如孕期、围绝经期），你应该也能够在执行此方案后感受到症状明显改善了。此工具箱中的法宝能够帮你迅速恢复到正常状态。

• **喜马拉雅粉盐水**。这种富含电解质的水能维持醛固酮水平，醛固酮是一种肾上腺激素，在某种程度上能维持人体电解质和体液平衡。这种淡盐水能使人体内钠元素的含量保持在一定的水平，易于制作。制作时，请准备好带塑料盖的玻璃罐，因为金属盖会被盐水氧化和腐蚀。任何大号的玻璃罐都可以，你可以在网上买到。取高品质海盐、凯尔特盐、喜马拉雅粉盐或这几种盐的混合物，装入玻璃罐，达到罐子的1/4，然后往罐中加过滤水，水不要加满，顶部要留出一点儿空隙。盖上盖子，摇匀后静置一夜。第二天早上，检查一下罐子。如果罐子底部还有一些盐，则表明水中的盐已达到饱和。如果罐子底部没有任何盐，再加一勺盐。摇一摇，静置1小时使其充分溶解。重复此操作，直到罐子底部残留一些盐。当盐水完全饱和时，就可以饮用了。请养成每天喝它的习惯，每天只需花几秒钟。每天早上，在吃东西之前，舀一勺盐水加到一杯饮用水中。请注意不要使用金属勺，用塑料或木头勺子来舀盐水。

• **海洋蔬菜**。来自海洋的植物性食物，比如海带、紫菜、海苔、掌状红皮藻、昆布、裙带菜等，富含能促进甲状腺激素分泌的碘。我们体内的每个细胞都需要甲状腺激素才能正常工作。

- **野生海鱼，特别是三文鱼、鲭鱼和沙丁鱼**。它们富含维生素 D，有助于使数百种代谢途径畅通，并含有能维持激素平衡的健康脂肪。

- **圣洁莓补剂**。这种莓果能使孕酮自然地保持在健康水平，平衡孕酮与雌激素的水平。

- **南非路易博士茶**。这种源自非洲红灌木的新鲜红茶通过平衡一种名为皮质醇的应激激素来支持肾上腺功能的发挥。

- **南非醉茄补剂**。这种草药在印度草药医学中很受欢迎，是最厉害的皮质醇平衡剂，它通过促进甲状腺激素分泌来支持下丘脑 - 垂体 - 肾上腺轴和下丘脑 - 垂体 - 甲状腺的运作，让你感到平静（尤其是当你情绪不稳定或有激素引发的焦虑等问题时）。

- **月见草油补剂**。这种油含有可支持激素的 γ 羧基谷氨酸和亚油酸，这两种都是 ω-6 脂肪酸，有助于缓解更年期综合征、经前综合征、多囊卵巢综合征和激素问题引起的痤疮等。

- **五味子粉**。五味子可增强肾上腺的功能，五味子粉适合添加到果昔或茶中。

自我激励口号：激素平衡，身体倍儿棒。

每天在早上和 / 或晚上静坐时大声地朗诵或者在心中默念自我激励口号，持续 5 ~ 15 分钟，这有助于达到身心平衡。

 肌肉骨骼系统抗炎工具箱

炎症影响到构建身体的基本结构时就会引起各种疼痛或不适，包括肌肉紧绷、肌肉酸痛、关节酸痛，以及骨关节炎、纤维肌痛和与关节相关的自身免疫性疾病（如类风湿关节炎、干燥综合征和红斑狼疮）。它还可能损害关节、肌肉和结缔组织，使你因关节、肌肉和结缔组织过度松弛而更容易受伤，或者因它们过度紧绷而感到更加疼痛和僵硬。你如果不消除这一系统的炎症，最终可能出现慢性疼痛问题，无法运动，甚至可能因关节损伤和肌无力而残疾。该工具箱针对的是你的身体的基本结构，它有助于你的身体拥有更强的运动能力和功能，让你的行动变得轻松自如。以下是你会用到的法宝。

- **二甲基砜（MSM）补剂**。二甲基砜这种含硫化合物具有天然的消炎作用，可减轻关节和肌肉疼痛。

- **姜黄**。这种古老的药用香料是最有效的抗炎香料之一，因为它含有类姜黄素等对人体有益的化合物。

- **胶原蛋白粉**。这种粉末可以添加到果昔或其他任何饮品中，有助于修复结缔组织。

- **硫酸氨基葡萄糖补剂（含或不含硫酸软骨素的皆可）**。这种补剂有助于使软骨和滑液保持健康，使关节恢复灵活，缓解炎症。研究表明，它可以有效减轻疼痛，增强关节的活动能力。

- **红外线桑拿**。这种类型的桑拿对减轻炎症尤其有用，还可以减压，让你感到放松（除非你对热不耐受）。

- **冷冻疗法**。这种疗法利用短时间内的极低温度来减轻炎症，它能使人恢复活力，显著缓解疼痛（除非你对冷不耐受）。

- **按摩**。你还需要一个让按摩成为日常活动的理由吗？可以尝试各式各样的按摩，特别是瑞典式按摩、触发点按摩、肌筋膜按摩和深层组织按摩，这些按摩都有助于缓解肌肉紧张和疼痛。

自我激励口号：疼痛拜拜，健康回来。

每天在早上和／或晚上静坐时大声地朗诵或者在心中默念自我激励口号，持续 5 ～ 15 分钟。这种冥想方式能够缓解肌肉紧张和疼痛。

免疫系统抗炎工具箱

炎症是几乎所有或者大多数自身免疫性疾病产生的主要诱因。自身免疫是免疫系统攻击自身组织的一种情况，免疫系统因某种原因将自身组织视为病毒或细菌那样的外来入侵者。自身免疫性疾病曾经是罕见的，但现在很常见，大约有 100 种自身免疫性疾病，另外还有 40 种症状与自身免疫有关。我估计随着我们对各种疾病如何运作有了更深入的了解，有更多的疾病将被归为自身免疫性疾病。比较常见的自身免疫性疾病有类风湿关节炎、系统性红斑狼疮、乳糜泻、银屑病、硬皮病、白癜风、恶性贫血、桥本甲状腺炎、艾迪生病、格雷夫斯病、干燥综合征、1 型糖尿病、化脓性汗腺炎、多发性硬化等。

大多数情况下，免疫系统会攻击关节、肌肉、皮肤、结缔组织、大脑和脊髓、内分泌腺（如甲状腺和肾上腺）、血管等。这些疾病在某些情况下对人可能影响不大，而在另一些情况下可能使人虚弱，甚至对有些人来说是致命的。如果你已经患有自身免疫性疾病，此工具箱将帮助你恢复健康。如果你没有得到确诊，但测试结果表明炎症正在威胁你的免疫系统，消除炎症至关重要，你没有时间可以浪费了！试试以下法宝。

- **草饲或放牧动物的内脏**。它们曾经在人类饮食中很常见，但现在已经不常见了，尤其是在美国。但它们是所有食物中维生素 A 含量最高的。维生素 A 缺乏会引起自身免疫性疾病，而动物内脏可以快速解决维生素 A 缺乏的问题。

- **特级初榨鳕鱼肝油**。这种非常健康的食物富含脂溶性维生素，免疫系统需要这些维生素来保持健康和正常运转。

- **鸸鹋油**。这种油提取自与鸵鸟长得很像的鸸鹋，富含维生素 K_2，有助于平衡人体内诱生型一氧化氮合酶的水平，从而缓解炎症。

- **西蓝薹**。这种蔬菜中的萝卜硫素（能够促进甲基化）含量最高，可以显著缓解炎症并使调节性 T 淋巴细胞维持一定的功能。

- **接骨木莓**。这种水果有助于平衡免疫系统，常见的接骨木莓补剂通常为液态的。

- **黑孜然籽油**。这种补剂能增加调节性 T 淋巴细胞的数量，重新平衡失控的免疫系统并缓解炎症。
- **紫檀芪补剂**。这种补剂类似于白藜芦醇，可减少致炎的核因子 NF-κB 蛋白并增加抗炎性的核转录因子红系 2 相关因子 2。
- **椰奶酸奶**。这种发酵饮料含有天然的维生素 K_2——发酵过程的附带产物。它还含有开菲尔多糖，这是一种由开菲尔粒产生的特殊糖，具有缓解炎症和镇静免疫系统的能力。

自我激励口号：我的身体强健有力且可以不断自我修复。

每天在早上和 / 或晚上静坐时大声地朗诵或者在心中默念自我激励口号，持续 5 ~ 15 分钟，既可以减轻压力也可以缓解炎症。

 ## 多发性炎症抗炎工具箱

多个系统有炎症表明你的健康已受到严重损害。如果你不做出改变，可能即将面临慢性疾病。也许你已经被诊断出患有某种慢性疾病了。无论如何，现在你不该再吃那些网红食品了。你只有做出彻头彻尾的改变，才能得到不同的结果。如果你一直在等待合适的时机为自己的健康做出巨大的努力，那么别等了就是现在！因为你的健康可能已经受到威胁，而能否改变现状取决于你自己。好在有很多工具箱供你使用！好好研究与你有炎症的系统相关的工具箱。你可以把精力集中到你最担心的某个有炎症的系统上，或者你可以每天尝试一种工具箱中的法宝。如果你关节不好，可以看看肌肉骨骼系统抗炎工具箱，试试其中的一些法宝。如果你的消化系统不太好，可以查看消化系统抗炎工具箱，选择其中的一些法宝。如果你今天受脑雾困扰，请查看一下神经系统抗炎工具箱，试试其中的一些法宝。你可以自由浏览，自由选择任何可以用到的法宝，切切实实地解决炎症问题！

自我激励口号：我夺回了我的健康。

每天在早上和／或晚上静坐时都大声地朗诵或者在心中默念自我激励口号，持续 5 ～ 15 分钟。重获健康是你执行排除饮食方案的核心和初衷。

间歇性禁食：适合所有人的方法

间歇性禁食是任何人都可以尝试的方法。纵观人类历史，食物的供应并不是一直像现在这样持续且过度的。人们不可能总是想吃的时候就有吃的。我们的身体适应了这一点，对短时间内不吃或少吃（而非饥饿）的反应是有益的。间歇性禁食是减轻炎症和促进细胞自噬的好方法。自噬是你的身体清除坏死或功能丧失的细胞并降低炎症水平的一种能力。有 3 种简单方法可以强化你正在执行的饮食法的效果（无论你是否正在执行排除饮食法）：①在早上 8 点到下午 6 点之间进食；②只在中午 12 点到下午 6 点之间进食；③每天或定期隔一餐不吃。如果想了解有关间歇性禁食法的更详细的内容，欢迎查阅我的另一本书——《生酮食谱》。

无论你处于炎症谱系内的什么位置，请记得将工具箱放在手边，它们可以随时提醒你有哪些可以帮你减轻炎症的食物和疗法。现在，你应该行动起来了，在 4 天或 8 天（取决于你选择的方案）的时间内逐步剔除一些食物，直到你 100% 完成计划。每一步我都会协助你，消除你的困惑。行动起来吧！

第四章

积极行动：
开启食物排除之旅

既然你已经选择了"四核心"方案或"八排除"方案，也有了针对生物个体性的个性化工具箱，那么是时候开始剔除致炎食物了。我们将首先逐步剔除上一章中提到的 4 类（"四核心"方案中的）或 8 类（"八排除"方案中的）食物，一次剔除一类。

尽管你可能为了加快进度而想一下子剔除这些食物，但对许多人来说，一次大的改变往往让人无所适从。当变化太突然时，热情往往会变成沮丧，所以我更喜欢循序渐进。追求健康不应该成为一项充满压力的任务。尝试新事物的过程总是充满乐趣的。在这段时间里以及之后，你都要给自己保留一份优雅和轻松。在下一章中，你将专心地享受所有可口且能消炎的食物。而当前这个起步阶段你要轻松平稳地开启方案。随着你开始剔除第一类食物，你对自己的认识会更加深刻（在开始执行的第一天，你就能感觉到）。一开始，请先观察剔除的一类食物对你的影响如何。这是增强你的身体意识和你对自身反应的敏感性的重要步骤。

分步执行过程

在接下来的 4 天或 8 天里，你将逐步执行方案，直到进入完全排除模式。无论你是选择"四核心"方案还是"八排除"方案，前 4 天都是一样的，你将每天剔除一类食物。4 天后，选择"四核心"方案的人可以进入下一阶段，选择"八排除"方案的人还要花 4 天的时间，逐步剔除另外 4 类致炎食物，8 天后再进入下一阶段。"四核心"方案分布执行时间表（表 4-1）和"八排除"方案分步执行时间表（表 4-2）为你提供了详细的信息。

表格之后有剔除致炎食物的过程中你需要了解的重要信息（包括为什么剔除、如何剔除以及应该吃什么食物）。

表 4-1 "四核心"方案分步执行时间表

	需剔除的食物
第 1 天	**谷物**：小麦、大麦、黑麦、大米、藜麦、玉米等
第 2 天	**含有乳糖和酪蛋白的乳制品**：源自奶牛、山羊或绵羊的奶，以及由这些奶制成的酸奶、奶酪、奶油等
第 3 天	**所有类型的甜味剂**：白糖、红糖、高果糖玉米糖浆、枫糖浆、蜂蜜、椰糖、龙舌兰糖浆、甜菊糖、罗汉果糖、糖醇等
第 4 天	**致炎油类**：玉米油、大豆油、菜籽油、葵花子油、葡萄籽油等

表 4-2 "八排除"方案分步执行时间表

	需剔除的食物
第 1 天	**谷物**：小麦、大麦、黑麦、大米、藜麦、玉米等
第 2 天	**含有乳糖和酪蛋白的乳制品**：源自奶牛、山羊或绵羊的奶，以及由这些奶制成的酸奶、奶酪、奶油等

	需剔除的食物
第 3 天	**所有类型的甜味剂**：白糖、红糖、高果糖玉米糖浆、枫糖浆、蜂蜜、椰糖、龙舌兰糖浆、甜菊糖、罗汉果糖、糖醇等
第 4 天	**致炎油类**：玉米油、大豆油、菜籽油、葵花子油、葡萄籽油等
第 5 天	**荚果类**：小扁豆、黑豆、斑豆、白豆、大豆、利马豆、鹰嘴豆、花生、花生酱、豆腐等
第 6 天	**坚果和种子**：杏仁、核桃、山核桃、葵花子、南瓜子、芝麻、奇亚籽等
第 7 天	**蛋类**
第 8 天	**茄属植物**：番茄、土豆、茄子、辣椒等

第 1 天：剔除谷物

谷物受到了许多人的喜爱，有些人对谷物的喜爱甚至到了上瘾的地步，但其实谷物是最有可能引发炎症并导致肠漏的食物。这就是我们要将它们剔除的重要原因，至少目前来说是这样的。如果你真的想使它们回到你的饮食中，之后你还有机会重新引入谷物，但我们需要先消除你的炎症，这样才能真正了解你的身体对谷物的真实反应。

大多数人的饮食以谷物为主。你如果在超市观察过大多数人购物车里的东西，可能已经注意到里面大多是五谷杂粮，比如早餐吃的麦片，午餐吃的三明治；至于晚餐，如果主食不是谷物（如意大利面），小食里也会有谷物。谷物是工业化农业的支柱产品，谷物产业是价值数十亿美元的大产业。谷物甚至是传统的膳食金字塔的塔基，也是美国农业部推荐的膳食计划"我的餐盘"的重要组成部分。难怪完全放弃谷物的建议对许多人来说难以接受。然而，无谷物饮食的理念根本不算激进。人类的饮食方式转向大量食用谷物的历史并不久远。让我们一起来看看放弃谷物的诸多好处，以及更多可替代谷物的食物。

乳糜泻谱系

研究者正在想办法找到证据来证明功能医学界几十年来一直秉持的观点：轻微的食物反应也属于炎症反应，如麸质敏感，人们只是偶尔出现一些症状，且这些症状大部分时候都可以忍受。它处于炎症谱系的一端，炎症谱系的另一端则是像乳糜泻这样的自身免疫性疾病。我认为，就像有自身免疫性炎症谱系一样，也存在乳糜泻谱系——从轻度麸质敏感到真正的乳糜泻。

传统西医可以根据小肠中微绒毛的破坏程度来诊断你是否患有乳糜泻。但最近医生发现，一些没有被诊断患有乳糜泻的人在摄入麸质后似乎也会出现相关的明显症状。我个人并不完全相信乳糜泻的诊断标准足够全面，能囊括所有症状。例如，只有大约 10% 的乳糜泻患者有明显的胃肠道症状。有的乳糜泻患者会出现其他看似无关的症状，如焦虑、抑郁或皮肤问题。据估计，只有大约 5% 的乳糜泻患者被确诊，这主要是因为医生通常只会怀疑有消化问题的患者患有乳糜泻（即便如此，这些患者也不太会被建议去做与乳糜泻相关的检查）。这意味着大约 300 万患有乳糜泻的美国人根本不知道他们得了这个病。

如果你在执行书中推荐的排除饮食方案后发现你在摄入麸质后会出现症状（或者你已经知道自己有这样的情况），那么你可能对麸质敏感或患有乳糜泻，你应该在余生戒掉所有含麸质的食物。目前，我建议先戒掉所有谷物，因为即使是不含麸质的谷物，也可能引发炎症，从而加重很多人的症状。如果你已经被诊断出对食物敏感或者患有像乳糜泻这样的自身免疫性疾病，减少谷物的食用将有助于缓解身体整体的炎症。如果你符合这种情况，我建议你直接选择"八排除"方案，争取获得最好的效果。

为什么剔除？

以下是你目前必须剔除谷物的原因。

• **麸质**。近几年来，你能经常听到"麸质"这个词。普通小麦、黑麦、大麦和斯佩尔特小麦中都含有麸质，近年来与麸质相关的研究激增，保守估计大约每 20 名美国人中就有 1 人对麸质不耐受。与谷物中的其他蛋白质相比，麸质难以消化，它积聚在消化道中，从而使肠道内壁发炎，使致密的肠道内壁变松弛并导致肠漏综合征。当这种情况发生时，未消化的食物蛋白质（如麸质）和名为脂多糖的细菌内毒素会进入血液，在胃肠道之外的地方引发炎症，从而造成自身免疫。

• **凝集素**。凝集素是谷物、荚果类、坚果、种子、茄属植物（番茄、辣椒、茄子和土豆）和南瓜属植物（主要是瓜皮和种子）中含量最高的蛋白质。这些源于植物防御机制的物质难以消化，并且与麸质一样，也会引发消化问题并让很多人产生炎症、肠道屏障受损。凝集素还可以与胰岛素和瘦素受体位点结合，加剧激素抵抗。

• **酶抑制剂**。你的身体会分泌酶来帮助消化，但谷物中含有 α- 淀粉酶抑制剂和蛋白酶抑制剂，它们会抑制身体分泌的消化酶。如果你身体比较敏感，就会出现消化困难的问题。

• **植酸和植酸盐**。这些化合物是抗营养素，会与人体内的钙和铁等矿物质结合，使它们无法被利用。植酸盐会导致像骨质疏松症这样的矿物质缺乏症并使其长期存在。

• **皂苷**。这种抗营养素在草本植物或藜麦等伪谷物中含量特别高，会使敏感人群产生炎症，并增加他们的肠道通透性。

• **糖**。谷物含糖量高，会导致血糖和胰岛素飙升，并可能导致易感人群出现胰岛素抵抗、代谢综合征、糖尿病前期和 2 型糖尿病等问题。

• **ω–6 脂肪酸含量高**。想要达到最佳的健康状态，所摄入的脂肪至关重要，但脂肪分致炎脂肪和抗炎脂肪。谷物中多不饱和脂肪酸 ω-6 脂肪酸的含量高，当 ω-6 脂肪酸与 ω-3 脂肪酸的比例失衡时，炎症就会出现。大多数人摄入的 ω-6 脂肪酸要比 ω-3 脂肪酸多得多，谷物会加重这种比例失衡。

另外，请记住，由于杂交配种、基因改造以及农业化工品（如草甘膦）在谷物类庄稼上的过度应用，如今的谷物已经跟过去的不一样了，这一点很重要。你不需要通过食用谷物来获取膳食纤维，蔬菜和水果的营养密度远高于谷物的营养密度，它们还不含麸质、凝集素、酶抑制剂、植酸、ω-6 脂肪酸，也没有我提及的其他有害影响。你不必担心自己会"营养不良"。

在你的炎症消退后，到了重新引入阶段，你可能发现你对某些谷物耐受，对某些谷物不耐受。如果你想毫无顾虑地食用谷物，请先暂时剔除它们，这是我们准确了解身体反应的唯一方法。

如何剔除？

停止食用所有由普通小麦、大麦、黑麦、斯佩尔特小麦、燕麦、大米、玉米、藜麦和其他任何谷物制成的食物。也就是说，不要再吃面包、意大利面、麦片、松饼和饼干等。这听起来似乎不可能实现，特别是当你的饮食是以谷物为主时。但别担心，还有很多可口的食物可以帮你对抗炎症！

勿碰清单

• **小麦**，包括去麸小麦、干小麦片（塔博勒沙拉里的那种）和速溶麦片，以及任何用小麦制成的东西（如用小麦酿的啤酒）或用面粉制成的东西，包括大多数面包、意大利面（硬粒小麦也是小麦）、贝果、英式松饼、蛋糕、饼干、甜甜圈等。

• **大麦（通常加在汤中）**，以及任何用大麦制成的食品，包括大多数啤酒。

• **黑麦**，包括任何用黑麦制成的东西，如黑麦面包和黑麦威士忌。

• **斯佩尔特小麦和任何用斯佩尔特小麦制成的食品**，比如斯佩尔特椒盐卷饼和斯佩尔特面包。

• **燕麦**，包括燕麦片和任何用燕麦粉制成的东西，如燕麦面包、格兰诺拉麦片和木斯里麦片。

- **大米**，包括棕色大米、红米、印度香米、茉莉香米和寿司米。
- **玉米**，包括新鲜玉米和玉米粉、玉米饼、玉米片。
- **所有其他谷物**，如藜麦、粟、千穗谷、卡姆小麦、单粒小麦等。

替代选择

- 早上尝试吃一个撒了盐和胡椒的牛油果，用勺子把果肉挖出来吃，不要再吃烤吐司了。
- 绿色果昔对赶时间或不喜欢早上吃太多的人来说是快速且营养丰富的选择。如果你选择的是"四核心"方案，奇亚籽布丁和鸡蛋也是不错的早餐食物。
- 做三明治时，用生菜、羽衣甘蓝叶或蘑菇的菌盖代替面包片和玉米饼。
- 红薯可以用来做薯片或薯条，满足你对淀粉的渴望；也可以将其捣成泥作为配菜。
- 蔬菜干，可以用厚叶蔬菜（如羽衣甘蓝）或切片的根茎类蔬菜（如胡萝卜、甜菜根和木薯）来做。用木薯饼代替玉米饼也很不错。
- 大蕉也很适合用来做大蕉干，或者尝试做一下南美风味的"大蕉干"。
- 使用非谷物粉进行烘焙，如椰子粉、杏仁粉、葛根粉、大蕉粉、木薯粉和虎坚果粉。（有许多相关的烘焙书籍供你选择。）

第2天：剔除含有乳糖和酪蛋白的乳制品

也许你从小就觉得牛奶对你的身体最好。它含有蛋白质和钙，因为我们很多人都将牛奶与儿童营养联系在一起，所以它好像是一种不可缺少的健康食品。然而，出于多种原因，乳制品对很多人来说是致炎的。虽然没吃过生长激素和抗生素的草饲奶牛产出的奶对你的身体系统可能有益，但我发现很多患者从饮食中除去牛奶后感觉更好了。的确有人说过，牛奶会让他们的身体起反应，但山羊奶、绵羊奶或骆驼奶不会。这听起来确实有点儿不可思议。虽然这些奶也都含有乳糖（奶中天然存在的糖，会给许多人带来肠胃问题），但牛奶之外的动物奶确实含有另一种酪蛋白（一种乳蛋白），它更容易被人体消化。然而，在目前这个阶段，你要远离所有动物性乳制品，让你的身体系统免受侵扰。在排除阶段结束后，再确定乳制品是否适合你。

如果没有了喜欢的法国山羊奶酪，运动后没有乳清蛋白奶昔，或者早上没有希腊酸奶了你该怎么生活下去呢？不用担心。有许多植物性乳制品既好喝又很容易买到，可以帮你渡过难关。

为什么剔除？

导致人们对奶和冰激凌、酸奶、奶油、奶酪等乳制品产生反应的因素有很多。

• **乳糖**。那些对乳糖不耐受的人体内缺乏用于消化乳糖的酶，因此无法消化含有乳糖的乳制品。这些人食用乳制品后会出现腹胀、腹泻等消化问题。

• **酪蛋白和乳清蛋白**。那些可以轻松消化乳糖的人可能出现别的问题，他们可能对奶中的蛋白质不耐受或敏感，特别是酪蛋白和乳清蛋白。对过于敏感的免疫系统而言，酪蛋白分子看起来很像麸质分子，因此对麸质敏感的人也会对酪蛋白敏感，吃了乳制品后消化道会产生炎症。一旦酪蛋白由于肠漏而得以穿过原本具有保护作用的肠道内壁，人就可能出现更严重的反应，如自身免疫性反应。乳制品还会使那些对酪蛋白或乳清不耐受和敏感的人出现严重的消化问题，如胃痉挛和腹泻，以及其他看似无关的症状或表现，如呼吸问题、呕吐、荨麻疹、关节疼痛、极度疲劳、神经系统症状和行为的改变。对牛奶中的酪蛋白或乳清蛋白过敏的人吃了乳制品后甚至会出现过敏反应。

• **甜味剂**。很显然，像巧克力牛奶这样的风味牛奶里添加了不少甜味剂，这些甜味剂你迟早需舍弃。

• **其他添加剂**。你想喝添加了生长激素的牛奶吗？超市中常见的牛奶通常源于被注射了生长激素的奶牛，奶农使用这种激素来提高牛奶产量。我们还不知道这种激素会对人产生什么即时影响或长期影响，但我不建议摄入这些激素，我认为它们对人来说是异生物质，也就是对人体而言是外来物质。此外，奶牛经常被注射很多抗生素，目的是预防或治疗乳腺炎（由挤奶机器的刺激或细菌和病毒感染引起的）。这意味着每当你喝一杯牛奶，你可能喝下了残留的抗生素，可能还有一点点乳腺炎脓液。牛奶还好喝吗？

如何剔除？

从你的饮食中剔除所有牛奶、冰激凌、酸奶、奶酪以及其他任何含有乳糖或酪蛋白的食物，不管是来自奶牛、山羊、绵羊还是其他动物。

牛奶中的 A1 酪蛋白和 A2 酪蛋白

酪蛋白有两种主要类型：A1 酪蛋白和 A2 酪蛋白。其中，A1 酪蛋白在美国最常见。这种类型的酪蛋白来自北欧的奶牛，如荷斯坦奶牛和弗里斯奶牛。但最近越来越多的研究发现（尽管还未最终定论），含有更多 A1 酪蛋白的牛奶往往更易引发炎症且难以被消化吸收，甚至可能导致某些健康问题，如糖尿病和心脏病。

A2 酪蛋白是一种更老式的酪蛋白。A2 酪蛋白来自法国南部和海峡群岛的奶牛，如根西岛奶牛和泽西岛奶牛——这些奶牛现在很多都在新西兰和法国。根据初步研究（以及很多患者的个人经历），含有更多 A2 酪蛋白的牛奶致炎性更低，更容易被消化，也可能含有更丰富的营养。目前，大多数乳制品都没有标明其中含有的酪蛋白的类型，但随着越来越多的人了解这种差异，越来越多的公司会在其产品中标明牛奶中的酪蛋白类型的。如果你打算在排除阶段后尝试重新引入乳制品，你应该寻找含 A2 酪蛋白的牛奶以及用其制成的乳制品，或寻找用来自新西兰、法国、非洲和印度的牛奶制成的乳制品。在目前这个阶段，含 **A1** 酪蛋白和 **A2** 酪蛋白的乳制品我们都要剔除，但请留意，很多人在重新引入阶段会发现自己对由草饲奶牛的 **A2** 酪蛋白制成的乳制品耐受，尤其是对奶酪和酸奶等发酵产品。

勿碰清单

剔除以下所有食物，只要它们来自哺乳动物，比如奶牛、山羊、绵羊、马、骆驼等。

- 奶
- 黄油（印度酥油除外，它是一种去除了乳蛋白的纯净黄油，可以食用）
- 奶油
- 酸奶
- 冰激凌
- 奶酪

替代选择

好在还有大量能够对抗炎症的植物性乳制品可供食用，它们由坚果、种子或椰子制成。（对那些选择"八排除"方案的人来说，坚果奶和种子奶现在可以食用，但几天后还是要被剔除。如有必要，将它们当作戒除乳制品期间的过渡产品。椰奶产品可以持续食用。）在过去的几年里，非乳制的酸奶、奶酪和冰激凌类产品都有了很大的改进，所以如果你已经有一段时间没有尝试过这些，可以再尝试一下。你可能发现你根本不想念牛奶的味道。

植物奶。如果你正在执行"四核心"方案，可以选择椰子、杏仁、腰果、榛子或任何其他坚果、种子制成的奶。由坚果制成的奶酪和乳制奶酪看起来一模一样。有很多新的品牌都在生产坚果制成的奶酪,尤其是可涂抹的类似奶油奶酪的产品)。如果你在执行"八排除"方案,你现在还能喝坚果奶,但由椰子制成的乳制品永远都是很好的替代选择。椰子含有的脂肪正是你大脑会喜欢的那种。

第 3 天:剔除所有类型的甜味剂

这是一个不需要思考的问题,因为过多的糖会让你的大脑产生炎症,导致你认知功能受损和记忆力下降。你一定很珍惜你的大脑,并希望它能一直正常运转到老。所以,让我们把糖剔除吧。

为什么剔除?

大量研究证明精制糖,如白糖、红糖、高果糖玉米糖浆(或任何玉米糖浆)和类似的廉价的天然甜味剂几乎会给每个人带来炎症,而且会增大你患很多种慢性疾病,比如糖尿病、肝病和心脏病(糖会提高你死于心脏病的概率,即使你体重不超标)的风险。人造甜味剂可能更糟,它会打破你肠道内菌群的平衡,使你的体重超标,即便你可能觉得你选择的零热量饮料好处多多。天然甜味剂也不好,它会让你专注于甜味,而无法通过味觉来欣赏食物的天然味道。

糖会让人上瘾。美国人平均一生食用约 1.6 吨糖,相当于 170 万颗彩虹糖,或满满的一个工业用垃圾桶的白糖。在目前这个阶段,我们要停止摄入任何类型的甜味剂。之后,你可能发现你可以重新引入一些天然甜味剂,但请你先暂时剔除它们,否则你将无法确定你的身体是否对其耐受。

如何剔除?

戒糖有点儿像戒烟。你必须快速戒除。一开始你可能强烈地渴望糖,但要坚持下去,不要半途而废。把糖想象成一种毒素,在你的身体里,它像毒素一样在作祟。几天之后,你对糖的渴望应该会消退,或者至少会更容易克制。

勿碰清单

- **白糖或红糖**，任何形式的和任何食物（从早茶到饼干、蛋糕等烘焙食品）中的糖。

- **糖浆**，如玉米糖浆、高果糖玉米糖浆、枫糖浆、糙米糖浆、龙舌兰糖浆、蜂蜜和椰枣糖浆等。

- **天然甜味剂**，包括椰糖、椰枣糖、枫糖、玉米糖、蒸馏甘蔗汁、结晶的甘蔗糖、甜菜根糖、甜菊糖、罗汉果糖、木糖醇等糖醇以及浓缩果汁。

- **含有人造甜味剂（包括阿斯巴甜、糖精、三氯蔗糖和安赛蜜）的食品。**

- **在成分表中列有甜味剂的包装食品**。糖有很多名称，不仅仅是上面列出的糖和糖浆，还有焦糖、玉米甜味剂、固态玉米糖浆、果糖、右旋糖、糊精、葡萄糖、麦芽糖、麦芽糖糊精、蔗糖等。

- **所有糖果。**

- **碳酸饮料、无糖汽水、能量饮料和瓶装果汁饮料。**

- **大部分甜点**——蛋糕（奶酪蛋糕、布朗尼蛋糕）、曲奇饼干、派、布丁等，不管是购买的还是自制的。糖也经常被添加到水果干中，风味酸奶、格兰诺拉麦片棒和早餐麦片中几乎都有糖或甜味剂。你可以选择吃未加糖的水果干和不含动物奶的酸奶（如纯椰奶酸奶）。

- **不甜的食品中也可能隐藏甜味剂**，如番茄酱、烧烤酱、意大利面酱、浓缩汤、苏打饼干、沙拉酱、沙拉（如西蓝花沙拉）、瓶装茶等。你可以查阅产品标签，了解一下其中糖的含量。

替代选择

自然界中有很多好吃的甜味食物，如新鲜水果（这是天然的糖果）、根茎类蔬菜（尤其是红薯和山药）、一些天然香料（如肉桂和茴香），以及尝起来甜但并没有加糖的草本茶。不加糖的水果干也可以吃，但不要过量，因为在干燥过程中天然果糖被浓缩了。对部分人来说，最好暂时远离所有甜味食物，以改掉口味方面的坏习惯。

几天后，待你的味蕾从精制糖的过度刺激中恢复过来，它会变得更加敏感（这个过程对某些人来说发生得很快，而对某些人来说很慢），天然食物尝起来会比以前更甜了。你如果摄入天然甜味剂没有任何问题，那么可以适量食用。你如果每天必须吃点儿甜的，不然过不下去，那么可以试试下面列出的食物。如果你不渴望甜食，那看看你是否可以不吃任何甜味食物，看看之后身体感受如何。

你可以食用一些甜的新鲜水果和不加糖的水果干，但这是对你的优待，食用要适度。所有的甜香草、草本茶也都适合你。

- **生椰子或椰子干（不加糖的）**。
- **生可可粒或角豆**。把它们撒在半根香蕉上，再配点儿椰子——就像一根糖果棒，但更健康。注意，原料中不能有任何添加糖。
- **甜香草和香料**——肉桂、八角、多香果粉、豆蔻、丁香、香菜籽、茴香籽、薄荷、罗勒或龙蒿。
- **草本茶**。很多草本茶本来就是有甜味的。
- **用新鲜水果调味的水或苏打水**。

第 4 天：剔除致炎油类

可能有人告诉过你，植物油比动物脂肪更好，但事实并非如此。事实上，工业种子油和谷物油，如玉米油、菜籽油都具有致炎性。

为什么剔除？

为了提取出种子中的油，需要先将种子经过高温萃取，再用石油溶剂将其中的油提取出来，并进一步通过化学方法处理，去除过程中的副产物。随后，油会被上色、加香，闻起来不像原本的味道。显然，这种非自然产物来自剧烈的化学反应过程。这些油还常常被添加人工抗氧化剂，如丁基羟基茴香醚和二丁基羟基甲苯，使保质期变得更长。

橄榄油、椰子油（通过传统优良的压榨方法自然提取的）比其他植物油含有的多不饱和脂肪酸要少。这些多不饱和脂肪酸很容易氧化，因此一些植物油通常是致炎自由基的主要来源，尤其是当油被加热时。在接下来的"八排除"方案中，我们将坚持使用更天然的、可抗炎的油，如冷榨橄榄油、椰子油和印度酥油。

如何剔除？

我们没有必要放弃所有的油或脂肪。油分好油和差油。你需要做的就是了解不同油之间的差异并选择比较好的油。如果你一直在大量使用工业种子油，你的炎症状况会在换油后有明显的改善。

勿碰清单

- 玉米油
- 菜籽油
- 葵花子油
- 大豆油
- 棉籽油
- 红花油
- 葡萄籽油
- 米糠油
- 人造黄油和黄油涂抹酱
- 含有任何类型脂肪的大多数包装食品（注意看产品标签）

替代选择

油分好油和差油，而且差异巨大。差油会引发炎症，好油则能对抗炎症，可以为你的身体提供营养和能提升大脑功能的脂肪，以平衡激素，惠及身体的每一个系统。有些油是不可加热的，比如特级初榨橄榄油，而其他的油适合烹饪，比如椰子油和猪油。

冷压油，直接食用（不要用来烹饪）

- 特级初榨橄榄油
- 特级初榨牛油果油
- 特级初榨椰子油

烹饪用油和油脂

- 牛油果油
- 橄榄油（非特级初榨的）
- 椰子油
- 草饲酥油（澄清黄油——这种黄油由牛奶制成，但因为乳糖和酪蛋白已被去除，所以选择"四核心"方案和"八排除"方案的人都可以食用）
- 有机棕榈油

你如果选择"四核心"方案就不用往下看了，可以直接跳到下一章。你如果选择"八排除"方案那就和我一起继续前进吧，再坚持4天就可以了！

第5天：剔除荚果类

荚果类（如大豆、花生）会给一部分人带来炎症。它们含有凝集素和植酸，会引发炎症并干扰人体对矿物质的吸收。花生则更特别，存在被黄曲霉毒素污染的可能性。凝集素是植物防御系统的组成部分。平均来说，荚果类含的蛋白质中有15%是凝集素。人类的免疫系统已经进化到可以产生抗体来保护我们免受凝集素的侵害，但并不是所有人都能够产生足够有效的抗体来抵御所有种类的凝集素。这就是为什么我们有些人对食物中的凝集素比其他人更敏感。

在重新引入阶段你可以测试自己对荚果类的耐受性。

注意，如果你是素食者，我强烈建议你考虑将野生海鱼等动物性食物重新纳入饮食，至少在"八排除"方案执行期间（但这不是必须做的，请参考我在第 34 页"给素食者的特别建议"）。

勿碰清单

- **所有干豆**，包括大豆、斑豆、黑豆、白豆、红豆、白芸豆、利马豆、蚕豆、鹰嘴豆和绿豆
  - **所有豆角**
  - **大豆和豆制品**，包括豆腐、味噌、酱油和天贝
  - **含有大豆分离蛋白的食品**
  - **花生和所有花生制品**，包括花生酱

注意，新鲜豌豆和豆荚中的豆子，如青豆、青豌豆和荷兰豆，都可以食用。

替代选择

- **淀粉类蔬菜的口感与煮熟的豆子的相似**。在汤或辣椒酱中加入切成方块的红薯、芜菁或芜菁甘蓝，或者尝试将它们捣碎来代替炒豆泥，搭配炸玉米饼。
- **蘑菇**——各种样子的蘑菇（完整的、切片的或切碎的）——制成口感类似于肉的、营养丰富的食物，也是一种很好的荚果类替代品。

第 6 天：剔除坚果和种子

对某些人来说，坚果和种子可能难以消化。它们含有凝集素和膳食纤维，会刺激人的消化道和免疫系统。坚果和种子的另一个潜在的问题是，市售的这类食品通常经过了传统烘焙，用了工业种子油。食用经氧化的油会导致更严重的炎症。

注意，如果你此前因为要剔除乳制品而在饮食中加入了杏仁奶或其他坚果奶，那么现在如果你还需要奶的替代品，你只能选择基于椰奶的替代乳制品。

勿碰清单

坚果

- 橡子
- 杏仁
- 巴西坚果
- 腰果
- 栗子
- 榛子
- 山核桃
- 可乐果
- 夏威夷果
- 碧根果
- 霹雳果
- 松子
- 开心果
- 美藤果
- 核桃

种子

- 奇亚籽
- 亚麻籽
- 南瓜子
- 芝麻
- 红花籽

- 葵花子

替代选择

制作任何用到坚果或种子的美食时，或者想吃零食时，请尝试以下替代食品。

- 干椰子片或椰子丝（不加糖的）
- 蓝莓干、酸樱桃干或黑醋栗干（不加糖的）
- 木薯片
- 大蕉片
- 油莎豆（这些实际上是小的根茎类蔬菜，而非坚果）
- 干香蕉片
- 烤蔬菜干，在脱水机脱水或低温烤箱中烘干（试试羽衣甘蓝、切成薄片的南瓜或切成薄片的根茎类蔬菜）
- 营养酵母，用在咸味食谱中，可获得类似奶酪的味道

第 7 天：剔除蛋类

很多人，包括我在内，吃蛋不会有任何问题。然而，对某些人，特别是那些患有自身免疫性疾病的人来说，蛋清中的白蛋白可能引发炎症。事实上，你认为非常健康的蛋清欧姆蛋可能让你的身体无法承受。蛋清是食物敏感的常见诱因，但对某些人来说，整颗蛋都是问题。不吃蛋可能让你有机会尝试其他更有意思的早餐。

勿碰清单

- 所有来自鸡、鸭或任何其他鸟类的全蛋或蛋白
- **任何含有全蛋或蛋白的食物**，如蛋黄酱、传统烘焙食品和蛋白酥皮（请注意，素食蛋黄酱可能含有致炎的油。）
- **含鸡蛋和蛋白的加工食品**

替代选择

- 在烘焙中，以下任何一种食品都等同于 2 个鸡蛋：1 根全熟的香蕉（捣碎）；1/4 杯苹果酱或南瓜泥；任何不含麸质的蛋类替代食品（最佳的非谷物烘焙粉是椰子粉和木薯粉）。

- 尝试用红薯丝或抱子甘蓝和洋葱制作可口的炸蔬菜饼，用印度酥油或椰子油炸制。你可以加 1 汤匙营养酵母，这样可以创造出类似加了鸡蛋和奶酪的口感。

- 添加有牛油果片和海盐的无谷物无鸡蛋吐司是早餐三明治的绝佳替代品。我个人很喜欢好吃的木薯面包。你还可以夹一块三文鱼或草饲牛肉饼。

- 黑盐有硫黄味，会让人联想到鸡蛋，在咸味的早餐菜肴中可以尝试一下。

- 早餐还可以尝试蔬菜汤或有机鸡肉香肠。

第 8 天：剔除茄属植物

茄属植物含有生物碱，会给有些人带来炎症，尤其是那些患有类风湿关节炎、红斑狼疮和其他自身免疫性疾病的人，或者那些有不明原因关节疼痛、消化系统问题、皮肤问题的人。许多茄属植物是不可食用的，还有很多茄属植物是有毒的（如颠茄）。可食用的茄属植物常常是比较受欢迎的食物，比如土豆和番茄，对大多数人来说都不会造成严重影响。但是，如果你有慢性健康问题，你可能对它们很敏感。我们会帮助你发现你是否有这类问题。

勿碰清单

- 番茄
- 土豆
- 茄子
- 辣椒，所有种类的，包括柿子椒和所有辣味辣椒

- 黏果酸浆
- 枸杞
- 辣椒粉
- 咖喱粉
- 甜椒粉
- 红椒片
- 烟草（你还需要戒烟的理由吗？这里就有一个。）

替代选择

什么，莎莎酱不能吃？番茄酱不能吃？炸薯条也不能吃？幸运的是，还有很多食物可以代替你最喜欢的茄属植物。

- 红薯——烘烤，捣碎，做成薯片或薯条，都可以。我个人喜欢日式红薯。
- 任何根茎类蔬菜，切成条状，刷上椰子油或酥油，烤至酥脆。
- 胡萝卜、甜菜根、南瓜（比如奶油南瓜），煮至软糯并制成酱汁。
- 用切碎的黄瓜、切碎的豆薯（或白萝卜）、甜洋葱、新鲜蒜末、香菜和海盐制作莎莎酱。切碎的芒果也可以作为很好的食材。

小结

既然你已经完全剔除了接下来几周需要放弃的食物，也了解了所有需要知道的信息，比如为什么这些食物中的某一种可能使你产生炎症，如何把它们从你的饮食中剔除出去，以及你可以吃哪些食物，那你已经准备好进入下一阶段了。在下一阶段中，你将显著地减轻自身的炎症，使你的身体处于活力高涨的状态。你会感觉越来越好，所以准备好感受炎症退散后的健康生活吧。

第五章

稳步执行：
减轻和消除炎症

　　欢迎进入整个排除饮食之旅的关键阶段。说到底，你从饮食中剔除某些食物并不是为了惩罚自己，而是在消除自身的炎症。你在攻克脑雾、疲劳、消化不良、体重增加或其他因炎症引起的健康问题。你在消除对自己身体的疑惑，尝试弄清楚什么对自己有益，什么无益。

　　在接下来的 4 周或 8 周，你将养成更好的习惯，学习如何调整自己的饮食，并享受炎症缓解和重获健康的感觉。我将陪你度过接下来的几周，为你提供各种帮助、指导和建议。你将爱上这个让自己变得越来越好的过程。健康是一门神圣的艺术，而你是艺术的杰作。每周你都有一系列事要做，会读到一段激励你前进的话，还可以期待一下每周一次的放松活动，让自己无拘无束地享受一番。在这一章中，你将获得如下信息。

　　• 抗炎食物清单，包含所有你能吃的营养可口且有益健康的食物。看起来"四核心"方案中食物的选择面更广，但你会意外发现，即便你选择的是"八排除"方案，你也可以享受到丰富多样的食物。

- 8 种你需要改掉的致炎行为，这些行为会给你带来炎症。每周你都需要改掉一种致炎行为。若你的问题没那么多，那就根据自身情况选择即可。
- 每周的准备工作，也就是你在每周开始前要做的一系列事情。
- 每周饮食计划的参考范例（针对"四核心"方案和"八排除"方案分别设计）。
- 每周需要一步一步学习和执行的事情。

说真的，不要嘴馋

不要偏离你的计划。这是我从一开始就着重强调的。如果你偏离了计划，你为对抗炎症所做出的努力就变为徒劳。况且，有这么多可口且营养丰富的食物可以吃，你为什么要无视方案的巨大潜能，让自己的努力付诸东流呢？但我也理解，有时候意外的确会发生（或有意无意地发生）。如果你不小心偏离了计划，应该按照如下方式弥补。

- 如果在执行"四核心"方案的前 2 周或"八排除"方案的前 4 周，那就从头开始。没错，你要重新按照第一天的计划开始执行。这也许很苛刻，但我真心建议你这么做。我希望你准确地知道你的身体喜欢什么和讨厌什么，从而获得最好的结果。你要想让这个方案发挥作用，那么必须重回起点。

- 如果处在执行"四核心"方案的后 2 周或"八排除"方案的后 4 周，那就继续按原方案推进。方案的有效性将有一定程度的削弱（具体取决于你吃了多少不应该吃的东西），但由于此时你的身体的炎症应该已经得到了显著的缓解，因此你应该更容易弥补。

因此，你如果偏离过计划一次，就不要重蹈覆辙了。不要让你的所有努力都白费。只要你严格执行为你设计的方案，最终的结果将证明你所有的努力都是值得的。我不喜欢把偏离计划称为"偷吃"。这与所有你不能吃的食物没关系，与诱惑你的食物也没关系。如果某种食物有可能给你带来炎症，你一定想明确地知道它对你的身体到底有益还是有害。不要想着这是节食，不要觉得被剥夺饮食自由，不要感到羞耻，请忘掉所有规则和限制。关注你的身体，给予你的身体足够的爱护，找到对你身体有益的食物，拒绝损害健康的食物。你要对这个目标保持清醒的认识。

该吃什么？

无论你选择的是哪个方案，与其老想着那些你现在不能吃、要到重新引入阶段才能尝试的食物（在上一章中已经明确列举了哪些食物有助于消除炎症），不如把重心放在所有你可以吃且有疗效的食物上，以及你应该每天或每周吃多少上。（当然，如果你明确地知道哪些食物会让你过敏，请把它剔除。）以下是相关建议。

动物性蛋白质

每餐食用 24 ～ 32 克下列食物，能确保你的饮食中总是有充足的动物性蛋白质。虽然我们定了食用量，但并非所有蛋白质都是同样优质的。我按照优先级顺序将它们列了出来，请尽量多选择列表中排在前面的食物，尽量少选择后面的食物。

水产品

将水产品作为你摄入动物性蛋白质的首要来源，除非你对它们过敏。水产品也是优质脂肪的绝佳来源。以下是我推荐的低汞水产品。

- 野生的阿拉斯加三文鱼

- 长鳍金枪鱼（产自美国或加拿大的）
- 鳀鱼
- 北极红点鲑
- 大西洋鲭鱼
- 尖吻鲈
- 鲈鱼（海水中生长，黑色带条纹的）
- 鲳鱼
- 鲶鱼
- 蛤蜊
- 鳕鱼（产自阿拉斯加的）
- 螃蟹（产自美国的）
- 小龙虾
- 黄花鱼（产自大西洋的）
- 比目鱼
- 鲱鱼
- 龙虾
- 鲯鳅
- 青口贝
- 生蚝
- 狭鳕
- 虹鳟
- 沙丁鱼
- 扇贝
- 虾
- 鲣鱼（产自美国和加拿大，野生、竿钓的）
- 鰤鱼（产自太平洋的）
- 鱿鱼

- 罗非鱼

- 金枪鱼（罐装大块淡金枪鱼）

- 白鲑

- 黄鳍金枪鱼（产自美国大西洋，野生、竿钓的；产自中西部太平洋，野生、丝钓的）

有机禽肉，最好是散养家禽

- 鸡

- 鸭

- 火鸡

- 鹅

- 鸵鸟

- 鹌鹑

有机红肉，最好来自草饲动物

- 牛肉

- 羊肉

- 猪肉

- 兔肉

- 鹿肉

你在购买动物性蛋白质食物时，应该留意产品包装上的一些关键词或产品描述，以便在预算允许范围之内买到品质最佳的食物。

- 水产品包装上应标有"野生捕捞"字样，且水产品属于低汞水产品。如果想吃金枪鱼和鲈鱼等鱼类时，请购买我列出的特定来源的，并且选择对汞含量进行了测试的品牌。许多品牌致力于提供安全、健康、低汞的鱼类。

- 牛肉包装上应标明源自草饲有机牛。

- 禽肉和红肉最好源自自由放养和牧场散养的动物。

- 如果购买有机红肉，你可以购买肥一点儿的带骨肉。有机脂肪还含有优质营养素和矿物质。
- 如果你买不到有机红肉，或者有机红肉的价格超出了你的预算，建议选择精瘦肉，因为以传统方式饲养的动物体内的致炎毒素积存在脂肪中。

逐步引入动物性蛋白质

如果你很久没有吃肉但决定尝试重新引入它，请慢慢地往你的饮食中添加肉类，以便唤醒你的消化系统。许多素食者可能出现胃酸水平过低的情况，从而难以消化蛋白质。你可以考虑在饭前服用消化酶补剂和甜菜碱盐酸盐，搭配胃蛋白酶或牛胆汁补剂，这样做在引入动物性蛋白质的开始阶段对你的消化系统有帮助。放心，你的身体会适应的。

农产品

蔬菜是抗炎饮食的关键组成部分，应该在你的饮食中占有很大的比例。请参考下面每个类别的推荐食物和每日建议食用量。

优先考虑有机食品

如果条件允许，请选择有机水果和蔬菜。如果条件不允许，请将水果和蔬菜彻底洗净。将水槽注满冷水，加入一杯白醋，把水果和蔬菜放在水中浸泡 15 分钟，然后用清水洗净，晾干后储存。如果选择购买非有机蔬菜，请尽量挑选农药残留最少的。

蔬菜

虽然饮食方案对蔬菜没有量的限制，但你应达到的目标是每天至少吃 4 杯蔬菜！正常三餐和小食都应至少吃 1 杯蔬菜。注意，各种不同颜色的蔬菜都要吃，尤其要多吃绿叶蔬菜，因为其中含有促进甲基化所必需的叶酸。下面是你可以食用的蔬菜，希望你尝试一些新选择。蔬菜必须是你的饮食的核心和重要组成部分。

- 朝鲜蓟
- 芝麻菜
- 芦笋
- 白菜
- 西蓝花
- 西蓝薹
- 抱子甘蓝
- 卷心菜
- 花椰菜
- 芹菜
- 甜菜
- 韭菜
- 羽衣甘蓝
- 黄瓜
- 掌状红皮藻
- 菊苣
- 姜
- 豆薯
- 芜菁甘蓝
- 海带
- 苤蓝
- 昆布
- 韭葱

- 生菜
- 蘑菇
- 紫菜
- 秋葵
- 萝卜
- 大黄
- 香葱
- 海藻
- 菠菜
- 芽菜（苜蓿芽、豆芽等）
- 南瓜
- 瑞士甜菜
- 芜菁
- 荸荠

水果（尤其是低果糖水果）

如果你选择的是"四核心"方案，你可以吃任何水果；如果你选择的是"八排除"方案，你可以吃除枸杞（茄属植物）以外的任何水果。水果营养丰富，富含维持免疫系统平衡的抗氧化剂，但应优先选择果糖含量低的水果以获得最佳效果，因为果糖含量高会影响肝脏、消化系统、胰岛素和血糖水平。一般来说，相较于水果，你应该多吃蔬菜。以下是最佳的水果。

- 牛油果
- 香蕉
- 黑莓
- 蓝莓
- 哈密瓜
- 克莱门氏小柑橘

- 西柚

- 蜜瓜

- 猕猴桃

- 柠檬

- 青柠

- 橙子

- 甜瓜

- 木瓜

- 百香果

- 菠萝

- 覆盆子

- 草莓

- 橘柚

植物性蛋白质来源

如果你想减少纯净的动物性蛋白质的摄入，可以引入更多的植物性蛋白质。

适合"四核心"方案、含有植物性蛋白质的食物

- 纳豆（有机非转基因的）：每 1 杯含 31 克蛋白质

- 天贝（有机非转基因的）：每 1 杯含 31 克蛋白质

- 美藤果种子蛋白粉：每 1/4 杯含 24 克蛋白质

- 扁豆：每 1 杯含 18 克蛋白质

- 绿豆：每 1 杯含 14 克蛋白质

- 霹雳果：每 1 杯含 13 克蛋白质

- 鹰嘴豆：每 1 杯含 15 克蛋白质

- 杏仁酱：每 1/4 杯含 6 克蛋白质

适合"四核心"方案和"八排除"方案、含有植物性蛋白质的食物

- 玛咖粉：每 1 汤匙含 3 克蛋白质

- 豌豆：每 1 杯煮熟的豌豆含 9 克蛋白质（请注意，"八排除"方案允许食用豆荚中的新鲜豆子）

- 营养酵母：每 1 汤匙含 5 克蛋白质

- 小球藻或螺旋藻：每 1 汤匙含 4 克蛋白质

- 菠菜：每 1/2 杯煮熟的菠菜含 3 克蛋白质

- 牛油果：每 1/2 个含 2 克蛋白质

- 西蓝花：每 1/2 杯煮熟的西蓝花含 2 克蛋白质

- 抱子甘蓝：每 1/2 杯含 2 克蛋白质

- 朝鲜蓟：每 1/2 杯含 4 克蛋白质

- 芦笋：每 1 杯含 2.9 克蛋白质

有益健康的脂肪

每餐的健康脂肪摄入目标为 1 ~ 3 汤匙，不论是通过烹饪、调味品摄入还是直接摄入！你需要从每顿饭和小食中摄入一些健康的脂肪。过去，人们对脂肪的看法一直存在争议，但营养学界现在认识到它们对健康的重要性，脂肪根本不是过去人们认为的会导致疾病的物质。可以用推荐的脂肪（不要选第 64 页列出的致炎油类）烹饪和调味，也可将其添加到奶昔中或直接用勺子进食。你如果不习惯从食物中摄取健康的脂肪，可以慢慢摄入，逐步将脂肪摄入量增加到有益于健康的标准量。如果你多年来一直遵循低脂饮食法，你的胆囊、胰腺和肝脏已经很久不怎么被用到了，它们需要热一下身。

关于脂肪的误解和真相

在过去的半个世纪里，关于膳食脂肪的错误信息和宣传层出不穷。虽然旧的理论体系很难瓦解，但我们现在知道健康脂肪不会导致心脏病。让我们消除对脂肪的误解，为脂肪正名。

我们还是刚出生的婴儿时，依赖母乳这种脂肪来获取热量并使大脑发育。人类大脑需要大量热量才能正常运转，从生物学和进化学的角度来看，优质脂肪是大脑保持最佳健康状态所需的热量最持久的来源。（我的另一本书《生酮食谱》更详细地介绍了这一方面的内容。）人的大脑由 **60%** 的脂肪组成，这个比例比人体任何其他器官中的脂肪比例都大，并且人体 **25%** 的胆固醇都在大脑内。此外，我们需要胆固醇和健康脂肪来产出有益健康的激素，从而保障神经系统的正常运转和免疫系统的健康。大家应该都知道，降胆固醇的他汀类药物有许多副作用，包括记忆力减退、神经痛、激素失衡、性欲低下和勃起功能障碍，而胆固醇和健康脂肪有助于解决这些问题。"八排除"方案中提到的健康脂肪对获得最佳的健康状态至关重要。

冷压油，直接吃（不要用于烹饪）

- 特级初榨橄榄油
- 特级初榨牛油果油
- 特级初榨椰子油

烹饪用油

- 牛油果油
- 橄榄油（非特级初榨）

- 椰子油
- 草饲酥油（纯净黄油，源自草饲奶牛的牛奶，但由于不含乳糖和酪蛋白，可以食用）
- 棕榈油（仅限有机的）

香草和香料

香草和香料不仅可以为食物增添风味，而且可以提供营养，它们很多还具有很强的抗炎效果。尽情享用任何你觉得好吃的香草和香料。

香草

- 罗勒
- 月桂叶
- 香菜
- 莳萝
- 薰衣草
- 香蜂草
- 薄荷
- 牛至
- 欧芹
- 迷迭香
- 鼠尾草

香料

- 多香果
- 胭脂树红
- 藏茴香
- 豆蔻

- 芹菜籽
- 桂皮
- 丁香
- 香菜籽
- 孜然
- 茴香籽
- 胡芦巴子
- 蒜
- 姜粉
- 辣根
- 杜松子
- 肉豆蔻皮
- 芥末
- 肉豆蔻
- 胡椒粒（不是茄属植物）
- 八角
- 姜黄
- 香草荚（有机、无添加剂的）

饮品

- 水
- 茶（有机的）
- 椰子水（不加糖的）
- 康普茶（注意发酵后添加的糖会使这种酸味茶更甜，康普茶越酸越好）
- 苏打水（无甜味剂的）
- 绿色果汁（鲜榨绿色蔬菜、柠檬、青柠、生姜；注意糖的含量）
- 有机骨汤

仅适用于选择"四核心"方案的朋友

你如果正在执行"四核心"方案，则不必从饮食中剔除荚果类、坚果和种子（以及用它们制成的油和酱）、蛋、茄属植物等。你可以将所有这些都纳入你的饮食，因此请考虑将上述食物添加到食物清单中。接下来的4周是摆脱旧饮食习惯的绝佳机会。尝试你通常不会吃的食物，开拓你的美食世界，以全新的方式滋养你的身体。

如何浸泡坚果和种子？

选择"四核心"方案的朋友请注意：浸泡坚果和种子会使它们更容易消化，它们的丰富营养将对你的身体发挥更大的效果。

1. 将坚果或种子放在碗中，倒水浸泡。

2. 加入 1 ～ 2 汤匙你最喜欢的海盐。

3. 盖好，放在台面上或冰箱中静置约 7 小时或一整晚。

4. 冲洗坚果或种子以去除盐分，然后将它们摊开沥干。

5. 用食品烘干机将坚果或种子烘至微脆。如果没有食品烘干机，可以用烤箱低温将它们烤到微脆。如果不烘干它们，它们在冰箱中保存几天后会发霉。

如果你不想费神去浸泡坚果和种子，可以购买所需的坚果和种子，有些品牌会出售浸泡过或发芽的坚果和种子。

改掉致炎行为

个性化方案的独特之处是，你将改掉一些与食物无关的致炎行为。正确选择食物是消除炎症的关键，但确实有一些非食物因素会导致全身性的炎症或使健康状况恶化。如果你的行为（或生活习惯）损害了你的身体及你的情绪和精神，那么即使你按方案吃得尽善尽美，你为重塑健康所付出的努力也在无意中大打折扣。这些行为（或生活习惯）可能比食物更容易引发炎症，所以把它们从你的生活中去除吧！

我相信改掉这 8 种致炎行为对于重塑健康至关重要。你现在可能没有所有这 8 种致炎行为，但我们大多数人至少有几种这样的行为。如果你正在执行"八排除"方案，你会在 8 周的每周计划中各看到一种行为需改掉。如果你正在执行"四核心"方案，4 周你就会完成，但你仍然可以在接下来 4 周的每周计划里找到其他信息来帮你改正它们。请继续阅读你需要的内容。

你可以简单地决定不吃某些食物，但这些行为可能根深蒂固。我不期望你一下就能改掉它们，永远不重蹈覆辙。改掉这些行为可能需要一些时间，但这时正是开始把它们从你的生活中逐步剔除的好机会，最终让你过上更幸福、更有意义、更健康的生活。我把它们都写在书中，是为了帮助你培养意识，明白健康并不只是受食物的影响。你可以遵循饮食计划食用完美的抗炎食物，但如果你每天都承受很大的压力，就无意中危害了你的健康。压力和压力下产生的行为，自我和人生目标的缺失，以及与

不仅仅是食物会影响你的健康。

其他人缺少情感联系都会导致炎症，因此努力改变这些行为可以提升我们执行整个排除饮食方案的效果。

以下是我希望你改掉的一些致炎行为。在接下来的 4 周或 8 周，找出你认为自己有的致炎行为并改掉它们。每周的计划中我都会介绍其中一种，详细讲解它为什么会导致炎症以及如何改掉它，如何用其他活动取而代之。许多人将从中受益。以下是要改掉的行为。

- 久坐（见第 89 页）
- 长时间盯着屏幕（见第 95 页）

- 接触毒素（见第 102 页）
- 总是产生消极想法（见第 108 页）
- 陷入"猴子思维"（见第 115 页）
- 情绪化进食（见第 119 页）
- 沉溺于社交媒体（见第 125 页）
- 缺乏更高的人生目标（见第 130 页）

从现在开始你的抗炎生活

让我们开启为期 4 周或 8 周的抗炎生活。刚开始时，你可能会有一些类似于排毒的症状，比如头痛或消化系统发生变化，但这些症状应该会在几天内消失，然后你开始感到精力充沛、头脑清醒、容光焕发。

两种方案都应该从每周的准备工作开始。完成准备工作之后，进入第 1 周。如果你选择"四核心"方案，请在完成第 4 周的计划后继续下一步；如果你选择"八排除"方案，请坚持 8 周再进行下一步。

每周的准备工作

在每周饮食计划开始之前应做好以下的事。

- 参考饮食计划和食谱，获取一些关于吃什么的灵感。
- 选择你本周想做的饭菜。如果你不确定你想吃的食物是否符合要求，请查看前面的需剔除的食物清单（见第 52 ~ 53 页）。
- 将你选好的食物填进空白的本周饮食计划表。
- 去超市或菜市场购买一周所需的食物。
- 查看本周涉及的致炎行为，并决定你是否要改掉它。
- 查看你的工具箱（见第 38 ~ 50 页），并决定你本周要使用哪些法宝。
- 保持积极的心态。告诉自己你准备好了，你可以做到！

第 1 周

在开始之前，请完成每周的准备工作（见第 86 页）。

第 1 周饮食计划表

	早餐	营养补剂	午餐	小食	晚餐
周一					
周二					
周三					
周四					
周五					
周六					
周日					

每日常规活动

· 醒来后，先安静地坐几分钟，深呼吸，并想想你的自我激励口号（在工具箱里，见第 38 ~ 50 页）。为崭新的一天做好准备。如果可以的话，冥想 10 ~ 15 分钟。开始吧。

· 享用你提前准备好的早餐。你如果白天要出门上班，请带好午餐和小食，这样你在饿了的时候能及时吃东西，而不会偏离原来的计划。

· 从你的工具箱（见第 38 ~ 50 页）中选出至少一种法宝并使用。

· 享用你提前准备好的午餐、小食和晚餐，将注意力放在尝试新食物时的新鲜感和兴奋感上，相信自己一定能很快恢复健康，元气满满！

· 每天尽量锻炼 30 分钟，不论是科学的锻炼还是散步都行。你的目的是通过锻炼出汗。你如果不习惯经常锻炼，可以从运动量小、时间短的运动开始，习惯之后再逐步加大运动量。

· 选择一种活动来替代本周提及的致炎行为。

· 睡觉前，重复一下自我激励口号并反思一天的生活。你如果喜欢或觉得有必要，也可以冥想 10 ~ 15 分钟。

本周的自我激励

第 1 周你可能觉得很有动力，大多数人都是这样的。你可能还有点儿紧张。你也许在想：我能做到吗？我会成功吗？你当然会成功，一定会的！这种排除饮食法可能与你之前尝试过的饮食法大不相同。过去减肥可能是你的重点，但现在，减肥（如果你需要的话）只是通过该饮食法收获的一个附加好处。现在的重点是了解哪些食物对你有益，哪些食物会引发你的炎症，这就是你达到最终目标的途径，是你重塑健康、强健体魄和恢复活力的方法。

你正在重新唤醒你的身体，让它可以更好地工作，并对你所吃的食物和生活方式提供更积极的反馈。这周是你开始学会倾听的绝佳机会。关注你这周内每天的感受——在你吃东西、锻炼、户外活动或与亲朋好友相聚之后。听听你的身体对你说了些什么，给它发言的机会。这是一段美好情谊的开始。学习需要经历一个逐渐前进过程，但你每周都会感觉越来越轻松自然，所以如果一开始你觉得很困难，不要气馁。只要做的是新鲜和有益的事情，即使感觉不习惯或有点儿不舒服，你也要提醒自己，你所做的一切都是为了让自己身体更健康、生活品质更高，也是为了所有爱你和依靠你的人。

你正在重新唤醒你的身体。

放松活动：森林浴

本周我希望你为自己做一些稍微特别的事情：在林间散步。你可以在任何季节这样做。当然，注意保暖。在森林中散步已被证明是有益健康的，日本人称其为"森林浴"。研究表明，森林浴不仅可以减轻人的压力和焦虑感、提供能量，还可以促进体内杀菌细胞的生长——这是免疫系统活跃的一个标志。有一种理论认为，来自树木的精油可以增强人的免疫力。这种活动会让你放松身心，让你更了解自己身体的自然节奏。如果你喜欢独自散步并且可以保证自身安全，那就太好了。你也可以带上你的狗或者和朋友结伴而行。你如果选择和别人一起散步，尽量不要说太多的话。把这个活动当成步行冥想。深呼吸，专注地欣赏周围的美景，观察周围的树木和野生动物。让大自然为你施展她的魔法吧。

致炎行为 1：久坐

人不应该整天坐着。人的身体应该用来走路、跑步、举起物品或游泳。蹲着甚至坐在地上都比坐在椅子上好。当然了，你有时候必须坐着，但从现在开始，试着缩短坐着的时间，你会很快感受到身体的变化。

为什么要改掉？

你可能听过"久坐不动的危害堪比抽烟喝酒的危害"这种说法。这可能有些夸大其词，但不可否认的是，久坐的确对健康有害。当你坐着时，你的肌肉是放松的，你的血液不能高效流动。这意味着心脏供血减少，血压升高，人体燃烧脂肪以及清除代谢废物的效率降低。久坐可能导致胰岛素抵抗，患癌症（包括结肠癌和乳腺癌）的风险升高，肌肉萎缩，血液循环出现问题，颈部和背部拉伤，甚至导致过早死亡。另外，站立比坐着能多燃烧 30% 的热量，所以只要你少坐，即使其他方面不做任何改变，你的体重也会减轻一些。

如何改掉？

试试这些方法，逐步改掉久坐的习惯，更多参与其他活动。

- **提醒自己。**当你长时间坐着时，无论是在办公桌前、车里还是电视机前，你都应在手表、手机或电脑上设置闹钟，提醒你每小时起来走动 5 ~ 10 分钟。不要以为这会耽误你的工作——这样活动一下有助于你更高效地工作，足以弥补你起身活动的时间。

- **尽量站立。**买一张站立式办公桌（或制作一张类似的）放在办公室，这样你就可以站着度过一天了。有些公司会为员工报销这些费用。

- **同时做多项事情。**你如果在家里看电视，可以做一些能让你活动的事情，比如叠衣服、做仰卧起坐、抬腿、做瑜伽或者整理东西。起码要在放广告时起来走动走动，而不要按快进键跳过广告。

- **旅途中活动一下。**长途驾驶时，尽量每小时停车几分钟休息一下。若在火车或飞机上，起身四处走走，或者至少每小时起来站一站，做做拉伸动作。

该怎么做？

能站着就不要坐着，能走路就不要站着。你一天中活动时间越多，你坐着的时间就越少。当然，有时你必须坐着。但如果你不是必须坐着，请经常提醒自己站起来，四处走走。

可尝试的活动

你在一天中自然活动的方式越多，你的身心状态就会越好。如果你喜欢去健身房，也可以继续保持；但如果健身房不适合你，那也没关系，每天散步同样会给你带来显著的改变。

• 人天生会走路。步行是你可以为身体做的最好的事情之一，在街区散步、在公园里转一转或者去远足。如果天气寒冷或潮湿，你可以在室内步行，逛逛商场、超市或博物馆。与朋友一起去散步，而不要约着喝咖啡或吃午餐（你可以带上自制的咖啡）。你不必走得很快，以感觉舒服的节奏活动身体，促进血液循环。你如果觉得走路对膝盖伤害太大，可以尝试在游泳池中行走。

• 宠物为你散步提供了好机会。你可以遛狗，如果你养的是猫，请尝试遛猫。

• 骑自行车或学习动感单车。

• 和孩子们玩轻松的游戏，如跳房子、老鹰抓小鸡等。

• 加入运动队，或学习网球、高尔夫、跆拳道、柔术、壁球，以及其他你一直想学习的运动。

• 为慈善步行、5公里马拉松、铁人三项或任何其他竞争性活动进行训练。你不需要成为一名运动员。这些活动是适合各种体能水平的人。

第 1 周结束后你感觉如何？ 请记录你是否有不同的感觉，是否有排毒症状，或者你之前的症状是否开始消退。

_____

_____

_____

_____

_____

第 2 周

在开始之前，请完成每周的准备工作（见第 86 页）。

第 2 周饮食计划表

	早餐	营养补剂	午餐	小食	晚餐
周一					
周二					
周三					
周四					
周五					
周六					
周日					

每日常规活动

- **醒来后，先安静地坐几分钟，深呼吸，并想想你的自我激励口号（在工具箱里，见第 38 ~ 50 页）**。为崭新的一天做好准备。如果可以的话，现在也很适合冥想 10 ~ 15 分钟。养成一个习惯需要几周的时间，所以早上的这项活动你还未形成习惯，但你应该开始觉得这样做很自然。

- **享用你提前准备好的早餐**。打包好你的午餐和小食。一定要让你的厨房备有充足的食物（那些被允许吃的食物），并将不能吃的食物放在你的视线之外。

- 从你的工具箱（见第 38 ~ 50 页）中选出至少一种法宝并使用。你越是经常使用这些法宝，就越能快速有效地减轻炎症。

- **享用你提前准备好的午餐、小食和晚餐**。享受美味吧！

- **每天尽量锻炼 30 分钟，不论是科学健身还是散步都行**。如果你想锻炼更长时间，那很好。有氧运动和举重都能促进脑源性神经营养因子的产生，有助于减轻炎症和加强神经通路。

- **选择一种活动来代替本周提及的致炎行为**。随着你每天都在努力，这种行为会变得越来越容易改掉。

- **睡觉前，重复一下你的自我激励口号并反思今天一天的生活**。你如果喜欢或觉得有必要，也可以冥想 10 ~ 15 分钟。也许你会发现，养成这种睡前习惯会让你睡得更好。

本周的自我激励

本周，你可能会为自己熬过第 1 周而感到自豪，但也可能开始更多地渴望食物或被诱惑得偏离计划。虽然只是第 2 周，但你可能感觉永远失去了最喜欢的东西，比如奶酪、巧克力……这只是一个暂时的障碍，它会消失的。请记住，如果你偏离了计划，你就必须从头开始。这将浪费你已经成功度过的第 1 周！下周所有这一切都将变得更容易、更自然，所以你要继续坚持。

为了顺利度过这一周，你应该尝试一些精神方面的活动。一些研究已经证明，那些定期参加精神文化活动的人往往更长寿，这可能和白细胞介素 6（IL-6）有关。IL-6 水平升高意味着患病风险增大。另一些研究表明，那些有幸福感的人生活质量更高，即使他们遭受过慢性疾病的折磨。还有一些研究也证实了精神文化活动对身体康复的好处。任何能给生活带来意义的事情都已被证明对人的身心健康有着积极的影响，所以参加精神文化活动会提高你的精神境界，让你不总是过于关注日常生活中的琐事。你可以关注更崇高的目标，无论这个目标是什么。

你如果有时间，那就进行一种让你感觉超脱的活动，即便是温和的瑜伽。将一种新的习惯引入你的生活，让你感觉自己有了更崇高的目标、更强的力量或者对生命最基本的敬畏。下面是一些建议。

• **冥想**。你可能有兴趣每周六或周日去冥想中心看看。你如果没有每天早上或晚上都冥想，本周可以尝试这样做，看看感觉如何。走进大自然也是一种有利身心的活动。

• **品茶**。你如果正在寻求一些不过于精神化的体验，可以培养在早餐中添加营养补剂或疗愈性饮品的习惯，感受内心的平静。慢慢喝，注意体验过程。你如果需要在卧室里安安静静地品一会儿茶，那就在门上挂个"请勿打扰"的牌子吧。

• **享受香熏**。花 5 分钟的时间，坐在精油扩散器旁，或者闻一闻能让你感觉踏实和精力集中的精油。柑橘类混合物的香味可以缓解压力，但你可能还喜欢其他香味。快乐鼠尾草有利于调节激素和稳定情绪。乳香、雪松和玫瑰则适用于冥想或精神沉思。

• **打造一个心灵角**。找一个小区域，比如架子、小书桌或者房间的角落。将围巾、披肩或其他让你感觉特别的织物铺在那里，并放上对你有特殊意义的物品——纪念品、照片、水晶、蜡烛、鲜花，或其他任何让你感觉与美好相关的东西，或给你平静感和幸福感的东西。每天花几分钟静静地坐在你的心灵角旁，思考摆在那里的物品以及它们在你生活中的意义。

• **试着与大地接触**。每天抽出 5 分钟时间，放下手头的事情，脱掉鞋子，在草地上、沙滩上或泥地上行走，与大地接触。这种方法已被证明可以保持身心安宁，这可能是因为身体与地球表面大量电子的直接接触。科学家已经研究过了。撇开电子不谈，这种与地面的直接接触可谓一种精神体验，有助于你想起自己来自哪里。

- **做志愿者。**对某些人来说，他们能做的最具精神意义的事情就是帮助他人了，因为这能给他们带来一种崇高的使命感。研究表明，志愿服务可以让人活得更久、更健康，并且可以提高生活满意度。你所做的事情可以像喂流浪猫或给小学生读书一样简单，可以像为一份新工作做准备那样复杂。你也可以参加非正式的志愿服务，比如拜访一位年长的邻居或亲戚，为遇到困难的家庭提供食物，或向当地的食品分发中心捐赠食品。

放松活动：按摩

按摩感觉像一种奢侈的消费活动，却是必不可少的，尤其是当你的关节、肌肉和结缔组织有问题时，或者你正在努力排毒时。按摩可以放松紧绷的肌肉、平静心灵并促进血液循环，促进淋巴系统活动，从而更有效地清除体内垃圾。随着炎症减轻，你的身体将开始更快地排毒，而按摩有助于加速这一过程。如果你经常去按摩中心按摩，那一定要在本周安排一次；如果没有，就查一查你所在的地区有没有提供按摩服务的场所，有优惠活动就更好了，比如新开业的按摩店、水疗中心提供的免费或低价团购按摩服务，或者由实习按摩师提供的打折的按摩服务。你也可以让家人给你按摩。按摩时不一定要按得很重或让你觉得很疼，除非你需要解决深层组织的疼痛问题。即使沿着背、手臂和腿轻轻地抚摸你也可以促进你的血液循环。如果你能说服亲朋好友每天（或者永远）都给你按摩，那就更好了。

致炎行为 2：长时间盯着屏幕

对那些在手机或电脑上花费大量时间、经常看电视或者是狂热游戏玩家的人来说，远离屏幕的确很难。餐厅、健身房、商场以及其他公共场所几乎都有电视，所以从环境上来看远离屏幕也的确很难。根据最近的估计，美国成年人平均每天花 10 几个小时都盯着屏幕！这种上瘾行为正在伤害我们的健康，破坏我们的专注力，甚至可能改变孩子的大脑。从今天开始，为了你自己和你的孩子，要控制屏幕使用时间。

为什么要改掉？

不幸的是，屏幕成瘾是真实存在的，它可能还对大脑造成伤害。一些研究表明，沉迷于互联网或游戏的人确实会出现脑萎缩，特别是大脑中控制冲动、对失望的敏感性以及对他人的共情能力的区域。屏幕成瘾也可能损害大脑中控制大脑与身体交流的区域，并可能导致大脑的改变。长时间盯着屏幕与久坐一样，会导致相同的健康问题——增加患糖尿病、心脏病和过早死亡的风险。还有一种叫作计算机视觉综合征的疾病，它会导致眼睛受刺激和眼睛疲劳、视力障碍，甚至体形问题，比如圆肩、驼背或富贵包。

与盯着屏幕相比，你在和这个世界互动时，使用大脑和身体的方式有很大的不同，仔细想想你就能明白。盯着屏幕时你要么在被动接受信息，要么在互动，但没有面对面交流的压力和必要性，甚至没有阅读实体书所需的注意力。此外，屏幕往往会提供大量信息，但无须你持续集中注意力。它们有光，有声音，有绚丽的色彩——与报纸上单调的文字或他人的谈话相比，它们更容易吸引人的注意力。于是，我们浏览浅显的表面信息，而不会花太多的时间关注任何一个主题。一些研究表明，我们的大脑可能正在改变，集中注意力变得困难。我们最终可能会失去这些能力，甚至连思考的能力都会减弱。那么，解决方法是什么？那就是远离屏幕。

如何改掉？

你已经在想借口了吗？例如，你必须用电脑工作？或者你只能用手机和孩子保持联系，因为他们只回复短信？或者你不想错过最喜欢的节目？你不需要完完全全摆脱屏幕，所以暂时不要把电视机卖掉或辞去你在办公室里的工作。

我可以保证，只要你开始调整和控制屏幕使用时间，同时不影响必要的工作、能为你提供真正乐趣的活动，你会感觉更好。现在，看看你能否减少一些屏幕使用时间。

- **完成工作后，抑制上网冲浪的冲动，关闭屏幕去做其他事情。**
- **注意你查收电子邮件的频率。**你可以减少在这方面的时间投入，尝试每天在固定时间集中查收邮件，而非一有邮件提醒就立即处理和回复。
- **晚上，尝试和家人做些不同的事情，而不要看电视或玩电子游戏。**做一些不需要用到屏幕的事情。能去一家没有屏幕的餐厅吗？玩一局桌游？一起散步或骑自行车？邀请别人来做客？你能把所有手机都留在家里吗？我知道这听起来有些激进，但我知道其实这些都是可以做到的！我曾经非常努力地缩短屏幕使用时间，这样我就可以更加关注我的家庭。

一开始这么做可能很困难，但随着你的屏幕使用时间缩短，你会感受到变化。我的患者在生活中尽量远离屏幕，从而更直接、更频繁地观察这个世界和周围的人，他们感受到了深深的幸福感和巨大的成就感。

该怎么做？

在与外界交流方面，你可能有点儿生疏了，但现在是个好机会，你可以提升与外界直接交流的技能。多看看生活中的人和事物，不要看你的电子产品。

可尝试的其他活动

想要试试不需要屏幕的新鲜活动？看看下面这些吧。

- **接触大自然。**没什么比在大自然中度过一段时间更能修复我们的眼睛、大脑和身体了——去公园散步，徒步旅行，或去自然保护区来个一日游。如果你不能将手机留在家里，至少将其存放在储物箱或背包里，抑制自己想要查看手机的冲动。
- **与你周围的人互动。**和你的孩子直接对话；和朋友约着喝一杯咖啡，把手机放在一边；在办公室里走到同事跟前，直接跟他们说你需要告诉他们的事情，而不要默默地发送即时消息或电子邮件；看着别人并微笑着传达信息，注意他们的反应。可能一开始你会感到不自在，但随着你做得越久，你就会越自在。（想一想，以前所有人都是这样做的。）

· **去剧院，听现场音乐会和演唱会**。欣赏一场戏剧或音乐会，而非观看电影或音乐视频，这种感觉完全不同。起初你可能会感觉很难受，但这对你的大脑有好处。今晚你能在现场看到什么？如果是在户外，那就更好了。不要用你的手机拍摄视频，或者在社交媒体上发布任何相关内容。

· **在社区里或者室内散步**。利用你的所有感官。你看到、听到、闻到或触摸到了什么？如果你有在社交媒体上查看或发布某些东西的冲动，请克制住。

· **不看屏幕吃完一顿饭——没有电视，没有手机**。当你把注意力放在食物上时，你会吃得更少，并且能选择更好的食物。

2周后你觉得如何？ 写下你是如何进步的。你开始感觉好点儿了吗？还有排毒症状吗？你发生了哪些变化？记录一下吧。

_____

_____

_____

_____

_____

_____

_____

_____

_____

_____

_____

第 3 周

在开始之前，请完成每周的准备工作（见第 86 页）。

第 3 周饮食计划表

	早餐	营养补剂	午餐	小食	晚餐
周一					
周二					
周三					
周四					
周五					
周六					
周日					

每日常规活动

- **你是否养成了早起冥想的习惯呢？** 即便只是静坐 5 分钟也是很有效的。别忘记重复你的自我激励口号。
- **享用你提前准备好的早餐，** 打包好午餐和小食。如果你想每天吃同样的食物，那完全没问题，只要它们符合要求。
- **本周你可以尝试从工具箱中选择至少两种法宝，** 或者比上周多一种就可以了。有些人发现周末更容易完成每日的常规活动，因为时间更充裕，所以请根据你自己的日程去安排。你使用的法宝越多，你的炎症就越容易消除。
- **享用你提前准备好的午餐、小食和晚餐。** 你习惯这些新食物吗？认真地思考这个问题，不要怀念以往的食物。（记住，那些食物未必对健康有益！）。
- **试试看本周能否 6 天都做让你出汗的运动**（每天至少 30 分钟）。这是一种有效的方法，能帮助你减轻炎症，改善心情，保持活力，对你的肌肉、关节、消化系统、排毒功能、血糖水平和免疫系统都十分有益。
- **选择一种活动来替代本周提及的致炎行为。** 不管你每天选择一样的活动还是不一样的活动，都可以。
- **睡觉前，重复一下自我激励口号并反思一天的生活。** 每天晚上借助自我激励口号冥想 10 ～ 15 分钟。在放松的环境里，重复默念口号。如果冥想时分心了，重新默念口号，不要去评判自己。

本周的自我激励

本周我们来谈一谈体重问题。你如果本来需要减重，那现在应该已经有些效果了。如果你一直定期称体重，我希望你本周先暂停一下。你现在的重点是减轻炎症和重塑健康。减重是这个过程的一个自然结果，但每天或每周称体重会让你过于关注减重这个目标而忽略了健康这一大前提。我经常发现，我的患者一旦看到自己体重减轻了，就开始略微改变饮食计划，想要减掉更多的体重。他们削减了进食量，他们过度锻炼让身体承受压力，从而再次加重了自身的炎症。但现在你的目标并不是减重，而是减轻炎症，以便你确定自己对哪些食物耐受，对哪些食物敏感。这是你的首要任务，改变饮食计划会阻碍这一目标的实现。

让自己摆脱减重的负担，关注自身的感受，体会食物、行为以及思维对你的身体、情绪和精神有什么样的影响。抛弃所谓的"标准体重"的概念，让你的精神做主，保持活力四射的状态，感受当下自身的状态。你在忍不住想要称体重时，屏住呼吸，相信自己。如果实在想称体重，可以在8周结束时称一下，但现在，把体重秤丢在一边吧。

放松活动：双腿靠墙倒箭式

本周我希望你尝试我认为最简单、最有疗效的瑜伽姿势：双腿靠墙倒箭式（从专业角度来说，这个姿势名为 Viparita Karani，意为"扭转动作"）。我很喜欢这个姿势名称的本义，因为我们在排除饮食之旅中所做的大部分事情都是为了把引发炎症和健康问题的行为"扭转"过来。这个姿势几乎任何人都可以做到，它是一个人体倒置的动作，具有很强的放松作用，能够缓解深层压力，促进血液循环。具体做法如下。

- **准备1个瑜伽垫（或毯子）和3个枕头。** 除此之外，你可以拿瑜伽眼枕、睡眠眼罩、瑜伽带或围巾来防止双腿分开，你还要准备计时器（手机自带的那种就可以）。

- **将瑜伽垫或毯子较窄的一端贴紧墙根，使整个垫子垂直于墙面。**

- **慢慢躺在垫子或毯子上，头部朝外，在头部放1个枕头，靠墙放2个枕头。** 把腿伸到墙上，挪动臀部使其尽可能贴紧墙面。在你的身体下垫上枕头，让枕头以最舒适的方式支撑着你的身体。有些人喜欢在臀部下垫枕头，或者在肩部、肘部下。你的身体现在应该呈L形，双腿伸直贴着墙面。你的双脚可以并拢，也可以分开保持一脚的距离。当然，最好是用瑜伽带或围巾绕大腿一圈，将双腿捆绑在一起。你的腿部应该能够完全地放松。如果感觉膝盖过度伸展，你也可以在双腿后面塞个枕头。

- 闭目养神，如果眼枕或睡眠眼罩能让你更容易闭上眼睛，也可以使用。
- 计时 10 ~ 15 分钟，或者如果你没有其他安排，就不要管时间。闭上眼睛，伸开双臂，掌心朝上，让身体各个部位全面放松，慢慢地进行深呼吸。
- 结束时，慢慢弯曲膝盖并侧身，然后蹬离墙面。留意这一过程中身体的感受。
- 本周每天做一次，当你需要恢复你的能量和集中注意力时也可重复做。

致炎行为 3：接触毒素

我们生活在一个化学的世界，不幸的是，我们每个人的身体里都有异生素，或者说对人体而言的外来物。即使是新生儿的脐带血中也能检测出工业化学污染物。好消息是，我们有很多方法可以处理这些物质。虽然不能全部从体内清除，但有些方法可以使你少接触这些物质，从而减少对身体的伤害。

为什么要改掉？

去除工业化学污染物和生物毒素，看起来似乎不是什么牺牲，你当然不希望身体中存在"毒药"。但我们很多人喜欢做的事情，比如洗头发、化妆、打扫房间、给草坪除虫、用不粘厨具做饭、用塑料瓶喝水，都会导致我们在一定程度上接触毒素。其中，许多毒素会扰乱人体的内分泌，危害我们的激素系统。这些毒素大多是致癌物质或神经毒素，或两者皆是。

如何改掉？

选择天然无毒的植物清洁剂，让你的身体免受毒素影响。排毒也是指换掉自己经常使用的一些产品，改变你做事的方式，而这不仅仅是购物就可以解决的。这需要你改变态度，想想你生活中所做的所有可能造成排毒负担的事情，然后考虑如何改变它们。你一定要使用不粘厨具吗？你是否尝试过铸铁或不锈钢厨具呢？你用过优质的牛油果油或椰子油吗？你的护肤品和化妆品的成分有哪些？想想你对某个品牌的产品有多忠诚，你愿意换成更天然的产品吗？

你家的室内空气质量怎么样？你需要经常用空气清新剂吗？你需要使用强效化学制剂给各种东西消毒吗？那些非处方药你需要吗？你需要布洛芬吗？你一定需要抗过敏药物或酸抑制剂吗？（你的身体会进行自我清洁，炎症会减轻，很多这些东西都不再需要了。）

你还要权衡一下健康和便利性。如果有一些事情你实在不愿意改变，那就不要改变。你可能不想放弃你最喜欢的护手霜或炒锅。可以。但是，那些你不太在意的东西呢？例如，那些涂层已经掉落的便宜旧炊具，那些你每次都小心翼翼使用的厨房化学制剂，那些很容易掉色的昂贵口红？你会发现你其实并没有想象的那样依赖那些会让自己接触毒素的物品，有很多丰富的天然替代产品在等你挑选。

该怎么做？

大众的需求造就了许多天然产品的出现，也有很多教你用简易原料制作天然产品的信息。下面是给环境清除毒素的一些建议。

• **椰子油是用于个人卫生护理的最佳产品之一**。如果你有 10 个问题需要解决，椰子油可以解决其中 9 个。你可以用它洗脸、刷牙、护肤、护发（但要冲洗干净，否则你的头发会显得很油腻）。

• **天然的美容产品和化妆品的选择很多**。购买那些不含麸质、含有全天然植物成分的产品。

• **用家里本来就有的东西来打扫卫生**，或许你的厨房里本来就有，如白醋（用来清除顽固污渍）、小苏打（用来去除油污）、酒精（用来擦玻璃），以及橄榄油和椰子油（用来养护木质家具）。你也可以购买一些天然清洁产品，现在的选择很多，并随着越来越多的人需要，它们会变得越来越实惠。

• **室内植物**。如果你可以使植物保持健康且不受虫害，请在室内放一些植物。它们能自然地净化空气。在卧室放一台空气净化器也不错，尤其是对于有宠物的人。你睡眠的时间都在卧室里，所以如果卧室的空气很纯净，你的身体也会很健康。

- **不要使用化学空气清新剂**。精油扩散器是一种相对无害的方法，可以让你家中的空气变得很好闻。
- **如果天气好，打开窗户**（除非你对花粉过敏，且正是植物开花的季节），使室内空气流通和净化。
- **用天然材料进行室内装饰**。你更换家具或装修时，请寻找硬木、竹子、石头、羊毛和有机棉等材料。经过多道工序加工的材料会含有化学物质并将其排放到空气中。
- **在真空吸尘器和炉灶中使用过滤器**。
- **在户外使用天然产品**。许多花园草坪维护和害虫消杀公司现在大多使用环保无毒的产品，而非有毒化学品。
- **试试姜黄**。药物会在你的肝脏中停留很长的时间，因为你的身体需要时间处理和清除毒素。如果你有头痛或痛经，尽量不要用布洛芬或对乙酰氨基酚，可以使用姜黄作为有效的天然抗炎药物。你可以买到姜黄胶囊，或者直接买这种香料用来烹饪。
- **喝原浆苹果醋**。听起来有点儿违反人的直觉，但如果你有胃灼热或胃酸反流，可以尝试喝一勺原浆苹果醋，而不是不假思索地吃抗酸药或质子泵抑制剂。说真的，苹果醋非常有效。

3 周了，你感觉如何？ 如果你之前没有感觉到身体有什么变化，我相信你这周肯定注意到了一些变化。排除毒素的阶段现在已经结束，你可能至少感受到了一些症状的缓解，当然，还有可能减重了。但请记住，我们每个人身体的反应速度不一样。你的感受如何呢？请记录下来吧。

第 4 周

在开始之前,请完成每周的准备工作(见第 86 页)。

第 4 周饮食计划表

	早餐	营养补剂	午餐	小食	晚餐
周一					
周二					
周三					
周四					
周五					
周六					
周日					

每日常规活动

• **本周看看你是否可以将早晨的冥想或静坐时间增加 5 分钟。** 这项活动能否发挥其功效的关键在于每天坚持，日复一日地重复。有些人每天冥想 2 次，每次 1 小时，但我们大多数人都没有这个时间。但是，你可以从看电视或玩手机的时间中抽出 15 分钟。试试看吧。不要忘记重复你的自我激励口号。它可以是你冥想的一部分，但不是必需的。你要一整天都想着你的自我激励口号。

• **享用你提前准备好的早餐，打包午餐和小食。** 请一定坚持住，你现在正在进步！

• **本周继续从工具箱中选择至少两种法宝。** 有几种你可能会很喜欢用。非常好！但你也要看看能不能尝试一些新东西。

• **享用你提前做好的午餐、小食和晚餐。** 你有没有在每周的食谱中找到一些特别喜欢吃的？你有没有根据食物清单添加一些新的菜品？如果你还没有，本周你可以继续执行之前的饮食计划。你也可以尝试改造你的食谱，这样可以帮助你保持并提升对饮食的兴趣。

• **坚持锻炼。** 像冥想一样，当你长期坚持锻炼的时候，其作用是最强大的。每周 6 天，每天 30 分钟的锻炼是最理想的。这是保证你继续前进的有效手段，也是必要的自我调节方法，所以不要觉得自己抽不出时间来。就像刷牙一样，当你觉得这是必须做的事情、无法选择时，说明你已经成功了。

• **你是否已经改掉了一些致炎行为？** 恭喜！但对许多人来说，这仍然很难。继续攻克本周提到的致炎行为。请记住，有些事情虽然让你当下感觉良好，但长期以来有损健康。

• **睡觉前，重复一下自我激励口号并反思今天一天的生活。** 你如果不想借助自我激励口号进行冥想，就不用这么做。但请铭记自我激励口号，反思它会如何影响你的潜意识，并让你忠于自己的目标。睡前冥想也是一种非常有效的助眠方式。

本周自我激励

选择"四核心"方案的朋友,你好,你已经进入了冲刺阶段!这是你的最后一周了,你表现得很棒!成功近在咫尺,一定不要放弃。你要充分利用整整4周建立的优势将炎症打败。

如果你在执行"八排除"方案,本周末也将成功一半。时光飞逝!继续保持,你完成得很好!

不管你是在执行"四核心"方案还是"八排除"方案,这周你应该会感觉非常好,因为你的炎症大幅减轻,症状得到了明显缓解。但是,如果你一直在执行"四核心"方案,但症状没有得到缓解,也没有感觉身体状态变好,你可能需要更强的干预方法。你可以考虑切换到"八排除"方案,然后继续前进。你可能感觉自己能做到的事情变多了,也能坚持得更久了,所以再按"八排除"方案执行4周吧。8周可能是你真正改善健康所需的时间。此外,测试你所剔除的食物的最佳方法是确保你的炎症水平是大幅降低的,因此坚持更长时间的排除饮食方案会让你更清楚地了解自己的身体最喜欢什么。

这一周你要特别注意身体出现的变化。你的肚子变平坦了吗?你的腿看起来更细了吗?你手臂的肉没有那么多了吧?你长肌肉了吗?你的指甲变得更坚韧了吗?你的头发怎么样?有些人会注意到自己长了一些新头发。还要留意你的状态,你是否还在努力排毒,需要更多的休息?还是你开始感觉更强壮、更有活力了呢?这些都是来自你的身体的消息。继续关注。

放松活动:好好睡一觉

让我们来谈谈睡眠吧。睡眠对健康至关重要,当你睡觉时,你的身体和脑力都在恢复。我们中的许多人都不太重视睡眠,本周我希望你改变这个观念。如果你本周每天的睡眠时间少于8小时(大多数人每天的正常睡眠时间),哪怕只少5分钟,我都希望你能完成以下任何一种活动,具体取决于你的日程安排(你可以在不同的日子选择做不同的活动)。

- **在中午留出 30 分钟午睡**。将手机静音或干脆关机，如有必要，在门上挂上"请勿打扰"的牌子，舒舒服服地睡上一觉，但不要超过 30 分钟。你也不想晚上更难入睡吧。

- **比平常更早睡觉**。即使厨房还没收拾，即使你想看的节目仍在播放（你可以录下来看回放）。不要用"额外"的时间来玩手机或看电视。在柔和的灯光下，读一本书，听听音乐，冥想 15 分钟，然后钻进被窝，入睡。这对有些人来说可能很容易。如果你的身体真的需要更多的睡眠，你可能在几分钟内就睡着了。但对某些人来说，睡着感觉很难。在你睡午觉或晚上早睡时，你可能会感到很清醒，因为你不习惯在那个时候入睡。坚持一下。你的身体会因为它想要睡觉而自行调整。你必须让自己的身体明白，现在就是该睡觉的时间。早睡也是一种习惯，或者更准确地说，晚睡是一个坏习惯。深呼吸和数呼吸次数可以帮助你入睡。睡前不要玩电子产品！你一直在做的冥想也能帮助你舒缓情绪。如果你仍然入睡有困难，试试下面这两种东西。

- 圣罗勒是一种适应性草本植物，非常适合舒缓情绪。

- 甘氨酸镁也有助眠的功效。根据包装盒上的服用指南，可在睡前服用。

晚安好梦！

致炎行为 4：总是产生消极想法

你知道每个人每天产生 60000 多个想法吗？而且更令人惊讶的是，斯坦福大学的一项研究发现，其中 90% 的想法竟然都是重复的。想想看，你的绝大多数想法都是重复的。对许多人来说，这些想法不仅重复，而且在很大程度上是消极的。消极想法包括对某件事的担忧、对自己外表或能力的否定、对未来的恐惧、对过去的遗憾等。消极想法会加速压力的产生，这对你的健康是有害的。有些人可以完美地执行排除饮食计划，但由于他们陷入消极的思维旋涡，因此健康无法得到改善。

"乐观基因"到底存不存在我们不得而知，但无论你是否觉得你拥有这个基因，训练自己摆脱负面情绪是完全可能的。我并不是让你成为那种盲目称赞所有东西的人，我向来实事求是，但这并不代表我的情绪一直是消极、负面的，因为显然这对健康无益。负面情绪会引发炎症。当然，改变自己对待这个世界的固有方式不是那么容易，但负面情绪也是一种致炎行为，我们要试着改掉它。

负面情绪会引发炎症。

为什么要改掉？

负面情绪是会压垮人的。焦虑、恐惧、忧虑、后悔、悲观、愤怒和仇恨是一些最常见的负面情绪，它们会阻止你达到健康的目的。负面的思想和情绪会导致压力激素的释放，比如皮质醇，这会对免疫系统产生严重的负面影响。研究一致表明，对生活中各种事件能积极面对的人寿命更长，更不容易得病，恢复得也更快，也不太可能陷入抑郁情绪。他们的心理更健康，面对负面情绪有更好的应对技巧。谁不想拥有这种好的心态呢？

如何改掉？

正念疗法有助于你留意自己的负面情绪，你要有意识地、理智地推进这个改变。做自己思想的观察者，如同你看着别人的思绪像幻灯片一样滚动播放。你什么时候比较消极？什么时候比较积极？看看你是否可以分辨出触发消极情绪的因素。尝试弄清楚你对过去的什么耿耿于怀导致自己一直达不到健康的目的。宽恕自己和他人，这可能是一种革命性的疗愈方法。我认为这种情绪疗愈方法在我的工作中至关重要，它能帮助患者克服健康障碍。消极情绪和积极情绪都是人的情绪，所以今天你要抛弃前者，拥抱后者。

该怎么做？

拒绝是一种习惯，答应也是一种习惯。努力摆脱负面情绪，然后对即将说出口的话做一个积极的调整。把这种调整视为对自己个人的全新挑战。

可尝试的活动

尝试这些"半杯水"策略。

- **集中注意力**。注意你自己的想法。当它们是负面的时，否定它们。问问自己：这是真的吗？

- **练习积极地对待食物，就像练习任何其他技能一样**。有目的地形成积极想法，特别是为了克服消极想法。即使你不完全相信那些积极想法，无论如何也要暗示自己。正如有些人所说的，装着装着就成真的了。

- **留意引发消极想法的因素**。如果你只在某些情况下或在特定的人面前变得消极，请思考为什么。你能改变这种情况吗？这种关系可以改善吗，或者值得你继续维持吗？

- **多笑一笑**。幽默是驱散负面情绪的好方法。寻求能让你大笑的有趣的朋友、戏剧、电影，愿意为生活中偶尔的荒谬而哈哈一笑。

- **与乐观的人一起玩**。当你所有的朋友都满怀消极想法时，你也很容易陷入相似的困境。当你的朋友喜欢看到事物积极的一面时，你更有可能拥有这种行为方式。

- **对自己有耐心**。产生消极想法是一种难以克服的行为，所以你要坚持。今天你可能无法摆脱负面情绪，但是只要你拥有积极面对未来的心态，你可以选择让今天成为崭新的开端。

4 周过去了，你感觉如何？记录一下吧！

_____

_____

_____

如果你选择的是"四核心"方案，现在你已经达到了一个里程碑。祝贺你取得了如此优秀的成绩，更加积极地迎接下一步行动吧！

"八排除"方案半程打卡点

选择"八排除"方案的朋友，你已经成功一半了，太棒了！虽然路上有些极具挑战性的时刻，但我敢保证你现在一定感觉非常不一样，你感觉身体更轻盈了，因为你充满了活力，也不再受那些症状的困扰。然而，我的一些患者在这个阶段仍然有一些症状未得到缓解，即使他们一直在执行排除饮食方案。对自己的情况不确定？现在你可以翻到那个最困扰你的八大症状的列表（见第30页）。你是否还有一些症状存在？它们还在困扰着你吗？如果是的话，那么你可能需要更强的干预手段。现在你有两种选择。

• **按照目前的方向继续坚持**。一些有更多炎症的人或者身体系统反应迟缓的人可能需要更长的时间来感受"八排除"方案带来的效果，所以你需要保持耐心。即使你感觉不到效果，如果你一直在执行排除饮食方案，你的炎症也在减轻。你可能会在第5周、第6周或第7周结束时突然感觉症状减轻、身体状况良好。另外，你没有偷吃不该吃的东西吧？如果是这样，我建议你从头开始。如果没有，坚持到8周后重新评估身体状况。如果后续症状依然存在，我将给你更多的专业指导。请记住，生物个体性意味着你和别人的状况可能不太一样。

• **提高警惕**。如果你一直在打擦边球，比如偷吃不该吃的，以为多吃一点儿"无伤大雅"，那么你该管住嘴、严格要求自己了。如果在接下来的4周你能完完全全遵循计划进行，就给自己一个礼物当作奖励。当你未来开始测试被剔除的食物时，这会很大程度上影响结果的准确性。你要不断提醒自己，你正在与你的身体建立更加高效通畅的沟通方式。你一定会成功！为胜利而战！

第 5 周

在开始之前，请完成每周的准备工作（见第 86 页）。

第 5 周饮食计划表

	早餐	营养补剂	午餐	小食	晚餐
周一					
周二					
周三					
周四					
周五					
周六					
周日					

每日常规活动

• **本周，请增加在早晨冥想和静坐的时间，不要跳过这一步**。即使现在你已经感觉到了明显的变化，你需要 4 ~ 6 周才能真正获益。因此，如果你从第 1 周开始就一直在坚持冥想，你已经能感受到变化了，比如睡眠质量更好，疼痛减轻，血液循环更快，注意力更集中，解决问题的能力更强，记忆力更好，精神更足，更容易有同理心，人际关系更好，幸福感更强。冥想的影响是逐渐积累的，它给整个生命进程带来的益处也是十分深远的。

• **享用你提前准备好的早餐，打包午餐和小食**。

• **让我们再升级一下，从工具箱中再多取一种法宝使用**。如果你已经使用了 2 种，就请选择第 3 种。如果你已经选了 3 种，请试试第 4 种。这不仅是提升排除饮食法效果的方式，也能增添不少乐趣。即使你不确定自己是否会喜欢新的食物或方法，尝试一下也无妨。如果觉得它不适合你，你也不必逼自己坚持，换一种就好了。

• **享用你提前准备好的午餐、小食和晚餐**。现在"赛程"过半，你可能觉得需要对食谱进行调整。如果你已经喜欢上某些饭菜，本周也可以换一下口味，尝试另一份全新的食谱或发明新的菜品，也可以改良旧日最爱的食物，但只能使用本章开头列表中的食物。坚持提前规划，准备可以即食的食物，这样你就不会被已剔除的美食所诱惑，否则你取得的巨大进步将付诸东流。

• **如果天气允许，本周可以尝试在户外锻炼，即便你平常没这么做过**。或者换个别的地方锻炼，选个风景不一样的地方；或更改日常起居的习惯；试一种不一样的有氧运动器械。如果你平常走路多，这周可以尝试慢跑。如果你平常使用重量训练机器，可以试试其他重量类器械，或者尝试一些轻重量的训练。如果你喜欢运动，你也可以考虑加入当地的某个运动队或报名课程。试试网球或匹克球，怎么样？加入壁球或者跑步俱乐部？也许瑜伽、普拉提或舞蹈课程更适合你。4 周后，你的身体应该准备好迎接更高强度的挑战了，你在运动方面的自信也增强了，所以这是迎接下一阶段挑战的完美时机。

- 每天选择一种活动来替代本周提及的致炎行为。

- **在睡觉前进行冥想，时长同早上一样。**记住你的自我激励口号，它可能一直在你的脑海中萦绕，你也要开放性地学习新的技巧。试试视觉化怎么样？当你冥想时，在你脑海中创造出一片极静之地，这个地方可以是你去过的，也可以是想象出来的——海滩、森林、河岸，远方旅人的一个奢华的避风港。创造出一个可以激发你灵感的地方或愿景。想象自己置身其中，将看到、听到、闻到和触摸到的所有细节都想象为画面。你的想象是永无止境的。

本周的自我激励

我希望你对自己目前的坚持感到非常满意。你正在做一些你可能不相信自己会做到的事情，但你已经坚持了整整一个月。你太厉害了！这一周，让我们继续以更强的势头前行，并开始社交。据研究，与朋友共度时光和保持积极的社交生活可以延长寿命，提升身心健康，并减少随着年龄的增长而患痴呆的风险。你可以参加派对（记得选择软饮鸡尾酒），和朋友相约喝茶，或者花更多的时间陪伴家人，和他们聊聊最近的生活。人们常常会把自己塞进繁忙的日程表中而难以脱身，他们忘了应该多关心爱人、孩子、兄弟姐妹和父母。我们是社交动物，需要与人交流。陪伴在他人身边，也让他人陪伴在你左右。你与外部世界交流得越多，你的状态就会越好，我保证。

如果你觉得自己没人陪，该怎么办呢？有些人可能疏远了家庭或离开了家人，有些人可能刚搬家又因忙于工作而不认识其他人……如果你符合这种情况，就应该在本周尝试社交。和远在异地的亲戚朋友视频聊天，或者在当地寻找一些可以结交朋友的机会，比如有共同爱好者的社交聚会（网上可以找到这些信息），当地的一些节日、音乐会、集市以及社区课程。保持一个开放的心态去认识新朋友。你可能不会结交到朋友，但一个友好开放的态度能使你感受到很多乐趣，况且你永远无法预测以后会发生什么。这是能让你感到更加勇敢和坚强的飞跃性的一步，同时也能满足个体在社区中存在的生物需求。大胆走出去，让人们认识可爱的你！

放松活动：与朋友相聚

本周选一个工作日休假（当然首先你要得到公司批准，我可不希望你为此丢掉工作），见见好朋友和家人，或者与你想要进一步了解的人约一次午饭或下午茶，只聊聊天也可以。如果不行的话，你可以在周末腾出一些时间。放松心态，和朋友好好待一会儿。

致炎行为 5：陷入"猴子思维"

猴子思维指人性情反复无常、惴惴不安；也用来形容一个人无法集中注意力，非常躁动，像只疯狂的猴子一样四处跳跃，无法专注于某个话题，也无法提出任何深刻的想法。这种焦虑的情绪和过分活跃的思维模式在我们的文化中普遍存在，我们很容易被政客演讲、短视频、广告以及其他日益变化着的视觉和听觉刺激源所影响，我们的注意力被这些东西紧紧抓牢。

为什么要改掉？

陷入"猴子思维"的结果就是我们无法在任何事情上保持 30 秒（甚至更短！）以上的注意力。当你晚上躺在床上睁着双眼时，你想着一万件需要做的事情，为一些不可能发生的事情而担忧，这也是"猴子思维"的表现。如果脑海中有这么多喧嚣的想法在进行，你怎么可能安稳入睡呢？

如何改掉？

解决这个问题或至少能大幅减弱其影响的关键是，我们能否意识到自己浪费了很多时间陷入这种强迫症思维中。你还记得吗？对我们大多数人来说，我们的想法中有 90% 都是重复的，所以这种思维方式真的很浪费时间！你也许不可能在一天内就摆脱这种思维方式，但从今天开始，你要有意识地去克服它。一旦你注意到了这个问题，你就赢得了先机。

该怎么做？

改变这种过分活跃的思维模式能减轻压力，舒缓身体。你不是由思维或情绪组成的个体，但你要观察它们的存在。你在一天中要注意到什么时候思维开始跳脱。注意你的思维只是第一步。当注意到之后，你看看能否摆脱这种跳脱的思维，这样你就是在清醒地分析问题，而不是深陷其中。一开始你可能感觉很难，但随着你多锻炼，摆脱"猴子思维"就会变得越来越容易。成功的诀窍就是一直练习。一旦你掌握了这种方法，你就会发现当你摆脱了混乱、跳脱的思维时，你会感到多么轻松，你能平静地观察思维或情绪，而不会被重新卷入其中。

可以尝试的活动

这个训练将有助于"驯服你头脑中的猴子"。

• **一天进行两次，每次至少 5 分钟**（理想情况是早起后进行第一次，然后睡觉前一次），静坐，避开其他干扰，专注于思考一件事，也可以是一个图像、一个词、一种声音，或爱情与和平这样的概念。

• **当你的思绪像一只疯狂的猴子那样乱跳时**，请耐心地控制住它，重新专注于你想着的那件事（它和训练小狗不一样）。在这么做的同时，慢慢地深呼吸，让你的大脑得到休息。

• **每天进行此项训练**，当你可以坚持 5 分钟时，再试着增加 1 分钟。当你能坚持 6 分钟时，继续增加时长，直到你可以每天平静地思考一件事 15 分钟。这样你就掌握了"驯服你头脑中的猴子"的方法了。

5 周后，你感觉如何？ 你的症状是否继续在减弱？有些是不是完全消失了？继续保持！你不可能感知到体内存在的所有炎症，所以不能轻易放弃。总结一下你当前的心理和身体状态，记录在下面。

_____

_____

第 6 周

在开始之前，请完成每周的准备工作（见第 86 页）。

第 6 周饮食计划表

	早餐	营养补剂	午餐	小食	晚餐
周一					
周二					
周三					
周四					
周五					
周六					
周日					

从现在开始你的抗炎生活

每日常规活动

· **本周内，将早晨的冥想或静坐时间再增加 5 分钟。**如果你是从 5 分钟起步的，那现在应该已经达到 15 分钟了。如果你是从 10 分钟起步的，那现在已经达到 20 分钟了。我不会再要求你增加更多时间了，但如果你愿意，可以自行增加时间。有些人每天会冥想 1 小时，甚至更久。然而，每天早晚分别冥想 15 ~ 20 分钟已经成了你的绝佳习惯，它将为你带来无穷的好处。

· **享用提前准备好的早餐，并打包午餐和小食。**你已经准备好迎接今天的饮食挑战了。

· **从工具箱中挑选 3 种法宝使用。**它们将继续帮助你减轻炎症。你的身体还在跟你交流吗？有没有告诉你它的状态如何？在这个阶段，不论你的身体对你尝试的食物或做的事情产生了什么样的反应，你应该会更容易接收到信号。如果你接收到了，请给予关注。

· **享用提前准备好的午餐、小食和晚餐。**这种全新的饮食方式有没有开始让你感觉到养成健康习惯？

· **坚持锻炼。**锻炼身体现在好像已经成为你的一个习惯，这很棒。你有没有注意到你的体型、力量、心情和精神上发生的变化？（先不要称体重！）注意锻炼期间和锻炼之后你的身体有何反应，它这是在跟你对话。让它告诉你它喜欢和不喜欢的运动。

· **像上周一样，继续选择某种活动来代替本周提及的致炎行为。**

· **在睡觉前，将冥想或静坐时间再增加 5 分钟。**你能在晚上进行和早晨同样时长的冥想和静坐吗？如果晚上你在冥想时睡着了，也没关系。这意味着你的身体足够平静，它需要睡觉。既然现在你如此懂得倾听，也应该知道它需要休息了。

本周的自我激励

哇，你是怎么坚持到第 6 周的？但也可能你感觉像过了一个世纪。不管是什么情况，本周我希望你能保持原来的方向继续前行。你的新习惯越来越稳定，致炎行为则从你的意识中慢慢退出。习惯就像路面的车辙一样，车轮总是喜欢往上轧。车轮很难脱离车辙行驶在平坦的路面上，但一旦离开了车辙，车辆就可以轻松行驶在平坦的路面上。当你培养了良好的习惯之后，改掉好习惯再重新染上坏习惯也很难。继续前行，抛弃那些不好的旧习惯。坚持做那些对自己有好处的事情。

放松方式：外出就餐

这一周，我希望你能跨出一大步：外出就餐。可能到目前为止你都没有这样做过，因为你不确定你点菜时会得到什么，你也不想去麻烦服务员。也许你的工作要求你经常外出就餐，但不是为了享受美食。不管怎样，选择一家有优质食物的好餐馆，请一个或几个你喜欢的朋友一起去。网上浏览菜单（或者提前去餐厅翻阅），找到对你来说还不错的食物，这些大多都是由你可以吃的食物做成的，然后与餐厅沟通（如果你的要求过于复杂请提前沟通），请餐厅制作100%符合"八排除"方案要求的食品。你不需要过多解释。为了获得最佳结果，你只需提前打电话给餐厅，告诉餐厅出于健康原因你正在进行特殊饮食。大多数好餐厅的优秀厨师，特别是那些擅长烹饪天然食物或本地特色菜肴的厨师都非常乐意为你烹饪美食，让你可以放心吃。试试看吧。如果你很胆小，也许可以让朋友帮你打电话或当面提出要求。

你到达餐厅后，告诉服务员你已经为某顿饭进行了什么安排，具体还需要些什么，即使你在之前已经和经理或厨师说过了。当餐厅很忙时，不要指望厨师和服务员之间的沟通及时且完整。坐下来认真享用你的食物，感受朋友的陪伴，沉浸在用餐氛围中，全身心地投入整个过程体验。你的饮食是按计划进行的，所以你要做的就是放松和享受。最重要的是，享受时光带来的乐趣，因为它也能抑制炎症。

致炎行为 6：情绪化进食

情绪化进食，有时也被称为压力进食，是人的一种压力反应。许多人会通过进食来缓解压力，分散自己的注意力，或者在面对抑郁或焦虑的情绪时感受转瞬即逝的快乐。换句话说，就是当你感到难过时，你会通过吃东西来让自己快乐。这就是典型的分手后大吃冰激凌的行为了。因为饥饿以外的原因进食有时候是可以的，比如为了庆祝和社交。然而，情绪化进食变成一种慢性行为后，也就是你每周甚至每天都会做几次时，那就是一个问题，可能会损害你的健康。进食不是饥饿状态下的饮食，更像是吃掉自己的感受，对身体和情绪来说都是不健康的做法。

当你有情绪"饥饿"时，食物无法满足你。食物只能暂时地分散你的注意力，很可能会让你的状态变得越来越糟糕，特别是当你为重塑健康付出了这么多努力时，进食会让一切适得其反。情绪化的饮食者通常十分渴望精制碳水化合物，比如糖、精制面粉类食品、薯片、薯条或者高脂食品（比如奶酪）。情绪化进食会让你为健康所付出的努力化为乌有，所以如果你是一个情绪化的饮食者并且想让自己感觉更好，你在解决这个问题的过程中将获得巨大的益处。

为什么要改掉？

情绪化的进食可能导致体重增加，以及水肿、胃酸反流等消化系统问题。它也会导致饮食障碍，如强迫性暴食或贪食症（有些人认为情绪化进食本身就是一种饮食障碍）。它会导致血糖水平不稳定，营养缺乏，并加剧焦虑和抑郁的情绪，而非缓解。

如何改掉？

如果你是一个情绪化的饮食者，你可能已经知道你无法在一天内解决掉这个问题，但你可以通过逐渐提升对诱导你进食的因素的觉察力来解决这个问题。情绪化进食有复杂的根源，可能很难克服，但从今天开始你可以为自己制订规则：当你心烦意乱或感到焦虑时，不要吃任何东西，等到内心恢复平静时再进食。（"驯服"思绪的训练现在可以帮到你了。）如果你在有负面情绪时进食，可能会无法合理而完全地消化食物，这是因为肠脑轴的存在：大脑中的负面情绪会给肠子带来压力，然后身体就会将热量等一些人体内的资源分配到肠道以外的部位，这样的话肠道功能就会变差。为了帮助你打破在身体未准备好时进食的习惯，请尝试以下这两种方法。

  • **只有在感到平静时才进食**。这种方法能很有效地帮你改掉旧的饮食习惯，比如每当你情绪低落时，你会不由自主地伸手去拿一块饼干或一袋薯片吃。

  • **当你内心感到平静，准备好吃饭时，先不要急着把食物放进嘴里，而是先深深地、缓慢地吸一口气，把注意力放在食物上，然后慢慢地开始吃**。留意进食过程中的所有感受。不要看手机、不要看书、不要看电视。下次再吃饭时，重复同样的过程。每次不管吃什么东西都照此做，即便只是小食或零食。当你有情绪化进食的苗头时，这种方法能帮助你快速调整自己，因为情绪化进食经常是不知不觉中发生的。

这项训练的重点是帮助你重视食物本身，而非其他。你无法摆脱强烈的情绪，这不是在压制你的感受，也不是在说你的情绪不好或者有问题。情绪来了又去，去了又来。这种做法是将食物和你对生命中其他事物的感受分离开来，从而让你能分别处理情绪和食物。

从现在开始，你在吃东西时都要按上面的方法做。有时候，当你的情绪控制住了你的理智时，你可能会忘记在吃东西时那样做。当你出现这种情况时，要有耐心。轻轻地提醒自己重复练习，对自己充满爱和同情，照顾自己所拥有的强烈感受。

该怎么做？

负面情绪，尤其是焦虑，会让你感觉自己不得不去做些事，任何事都行，以求减轻糟糕的感觉。进食是一种比较简单的回应方式，但是你还有很多其他的事情可以做，如果你没有找到别的事来取代不自觉的进食，那就更难克服它。列出你喜欢做的 5 件事，这些事无须准备就可以立刻开始做，把这个列表贴在厨房内，或贴在你最容易看到它的地方。选择其中一件事，固定并坚持做。

可以尝试的活动

以下是能够代替进食的活动。显然，你的列表应当反映出自己的偏好。

- 用耳机连续收听 3 首最爱的歌曲。
- 去散步，不需要换衣服，直接去。
- 做 20 个缓慢的深呼吸，数到 5 时吸气，数到 10 时呼气。
- 在淋浴时，用刷子或洗澡巾大力搓洗皮肤，然后全身涂抹保湿乳。
- 坐下来观看一个有趣的节目或一场电影（不要吃东西或看手机，只是观看）。
- 喝 500 毫升水。
- 吃 4 根芹菜，虽然这是食物，但这不是让人上瘾的零食，嚼芹菜有助于缓解焦虑。
- 小睡 20 分钟。
- 自由写作 15 分钟，中途不要停止。写下任何你感受到的东西，无须思考它的意义，不用在意语法或者语言，完全是写给自己的，不要害怕别人会评价。
- 做任何能够缓解此时此刻压力的事情，只要不涉及食物。

何时寻求帮助？

对有些人来说，饮食问题需要专业人士进行指导，这完全没有问题。受过饮食方面专业训练的理疗师可以帮助你识别情绪化进食的来源，为你提供将饮食行为从情绪中剥离的方法，并为你找到能更高效处理情绪的个性化的方式。

第 6 周结束后你感觉如何？ 还剩 2 周了。本周你注意到了身体和心理健康方面的改善吗？记录一下吧。

_____

_____

_____

第 7 周

在开始之前，请完成每周的准备工作（见第 86 页）。

第 7 周饮食计划表

	早餐	营养补剂	午餐	小食	晚餐
周一					
周二					
周三					
周四					
周五					
周六					
周日					

每日常规活动

- **进入冲刺阶段了！你还有 2 周的时间。**你敢相信吗？现在是时候开始思考如何将这些早晨的冥想或静坐融入你以后的生活了。你感受到它们的好处了吗？你喜欢它们吗？你的身体告诉过你它喜欢哪种方式吗？如果你知道了答案，想想以后每天早上该怎么做吧。如果你还不确定，不知道你的身体是否那么在意，那么先继续保持吧。不要跳过任何一天。在 8 周结束时，我希望你会被说服；如果没有，就按照自己的偏好选择。

- **你还有 2 周的时间，**这是开始思考如何在以后的生活中执行这些饮食计划的绝佳时机。时刻准备着！

- **让我们再次升级一下。**在接下来的 2 周内，尝试从工具箱中选用至少 4 种法宝，或比你现在用的数量再增加 1 种，用最强有力的武器清除任何剩余的顽固性炎症。

- **继续坚持锻炼。**如果可以让锻炼变得更有趣，尝试做一些改变。做一份长期计划，比如在健身房、工作室报长期课程，或者参加某个运动团体的联赛。在排除饮食之旅结束后，这将让你依然保持锻炼的习惯。你要搞清楚自己的身体喜欢什么样的运动，厌恶什么样的运动。每个人都是不同的，对运动的身体反应也不同。有些人需要比较激烈的运动，有些人则需要更和缓的活动，大多数人可能将两种组合会获得最好的效果。你能分辨出自己的身体喜欢哪种吗？

- **如果你仍有致炎行为，**并且希望改掉它，请选择相应的替代活动。

- **继续保持晚上临睡前的固定活动，**但你要想一想在这个阶段结束后你要怎么办。你是否感受到在睡眠和大脑功能上的一些改善？想想你之后要怎么做。（不要考虑太久，该睡觉的时候要睡觉。）

本周的自我激励

什么？只剩 1 周了？当你在进行抗炎生活时，时间过得飞快。我为你和目前所取得的进步感到骄傲。本周，我希望你能开始考虑这个计划结束后该做什么。你希望永远保留哪些活动、做法、食物、食谱？哪些是你希望当作备用以便在未来需要时拿出来用的？哪些不适合你？你要为未来而思考，但不要让自己在执行现在的计划时分心。你还有 2 周的时间，之后就开始测试哪些以往被抛弃的食物可以重新引入。你最终可能会引入一些昔日最爱的食物，但这并不意味着你需要放弃其余抗炎症的生活方式。继续倾听你的身体的声音，因为它会帮助你做所有的这些决定。

放松活动：泡温泉

本周值得你去做一次水疗。抽一天的时间，去体验水疗的相关服务，比如按摩、修指甲、洗头（如果你喜欢的话，可以给你的白发染个色）、蜜蜡脱毛、红外桑拿、按摩浴缸浴，或者任何你喜欢的服务。既可以选择其中一种服务，也可以选择全套服务。如果你不能或不想去水疗中心，你可以自己在家做。躺在一个温暖而充满海盐和精油气息（薰衣草、玫瑰、依兰精油都适合放松身心）的浴缸里，伴随着芬芳的香熏味道和浪漫的音乐，浸泡并按摩你的双足；如果你喜欢的话，还可以做一做美甲；洗头发并做好护理，这些可能会花费你很长的时间，但很值得。你也可以去一家有热水浴缸的游泳馆，在那里泡澡。或者在家里花一个小时放松，听听你喜爱的音乐，完全放松。让这个过程尽量充满轻松的感觉。这是你应得的。

致炎行为 7：沉溺于社交媒体

毫无疑问，人是社会的人，但对某些人来说，面对面与他人交流和沟通是很困难的，甚至是痛苦的。对他们来说，有什么治疗法能比远离现实生活中的社交更好呢？社交媒体可以是与老朋友保持联系的有趣方式，也可以是与相隔很远的朋友分享日常生活的方式，但是当它成为你的主要社会活动时，这就可能出现问题。社交媒体的工程师利用人们的 FOMO（Fear of Missing Out，害怕错过）心理推出了充满诱惑的产品。如果你错过了世界上发生的事情怎么办？如果你错过了某人身上发生的事情怎么办？如果其他人想念你怎么办？

从现在开始你的抗炎生活

当有人点赞你发布的信息或发表积极评论的时候，这些互动会像药物一样刺激你的身体释放多巴胺。它让你感觉很爽。你会想：他们喜欢我，他们真的很喜欢我。

为什么要改掉？

社交媒体一直在扰乱人们的生活，因为人们需要不断地停下手中的事去查看各种信息。这让人们永远无法较长时间地全身心投入到一项技能中，这是一个如果你不练习就会丢失的技能。社交媒体也使人类之间的沟通缺少了共情能力。人们在社交媒体上会说些平常在现实生活中不会说的话。这可能导致霸凌、仇恨言论、复杂问题的过度简化、分裂，最终导致人类的抑郁和相互孤立。社交媒体也会影响你与家人、朋友之间的关系，甚至让你的伴侣和孩子感觉你更关心手机而不那么关心他们。这真的是你想要的结果吗？

如何改掉？

有几种比较流行的方法能帮助你改掉这个习惯，或者至少让你能短暂地休息一下，比如挑战在没有社交媒体的情况下生活一段时间（99天、一个月甚至一天都可以）。起初，尝试这一挑战的人感觉不知所措，但很快他们就重新掌控了自己的生活，并重新激活了自己的社交能力。你愿意接受挑战吗？

今天，只是在今天，完全不要用社交媒体。可以收发工作电子邮件，但不准用微信、微博、QQ、抖音等社交媒体。把它当作一个自己的心理学实验。你可能会惊讶于你能在一天的时间内面对如此丰富的世界。你可以明天再查看社交媒体，但我希望你能够周期性地进行这种尝试，比如每周一个无社交媒体日，即便你的"八排除"方案已结束。

该怎么做？

很多爱用手机的人都有文字戒断综合征，这是一个严重的问题。通过替代行为可以很好地帮助你解决这个问题。当你感到紧张、不知所措或忍不住查看社交媒体时，这就是你大脑发出的标志性信号，需要你与真实的人联系。你要通过更具满足性的活动来奖励你的大脑。

可以尝试的活动

尝试以下这些活动，可以帮助你再次与他人建立面对面的联系。

- **与你身边的朋友或家人进行面对面的对话。**
- **更理想的是，**与一个真正的人在没有手机的空间内度过一天，聊一聊你们真实的生活。
- **使用笔和纸张写一封信。**将信放入一个信封，贴上邮票，寄给远方的家人和朋友。听起来很复古吧！
- **请留意你的家人是否也有这种问题，**你可以在你的家庭中发起"社交媒体净化"的任务或挑战，许多孩子，特别是青少年都存在这种问题。

　　第 7 周结束了，感觉如何？还剩最后 1 周了！你有没有觉得自己完成了部分或者全部目标？记录一下吧！

_____

_____

_____

_____

_____

_____

_____

_____

_____

_____

_____

第 8 周

在开始之前，请完成每周的准备工作（见第 86 页）。

第 8 周饮食计划表

	早餐	营养补剂	午餐	小食	晚餐
周一					
周二					
周三					
周四					
周五					
周六					
周日					

每日常规活动

• **真让人不敢相信**，你已经坚持到最后 1 周了，但现在不是懈怠的时候。在第 8 周的最后一天到来前，都不算结束，所以请继续坚持你一直在做的一切，并投入更多的热情——让我们漂亮地结束战斗。这意味着本周每天早上你都要进行冥想或静坐，回顾你所取得的成绩，期待着终点所有美好的事情。冥想时就想着这个吧！还记得那个旧的自我激励口号吗？满怀热情地把它喊出来。

• **这是你最后一周的结构饮食计划**。从下周开始，你将开始重新引入一些你有段时间没吃过的食物。为了获得最佳的结果，你要确保本周没有炎症反复的情况，这一点很重要，所以你吃的东西一定得是你的食物清单上的。

• **这是最后一周用工具箱里的法宝了**，但如果你觉得有需要的话，可以随时随地再拿出来用。如果你哪天又出现炎症了，这些有针对性的法宝可以当作你的秘密武器。

• **继续坚持锻炼**。锻炼是你现在生活中很自然的组成部分。

• **如果你还有一个致炎行为需要改掉，请全力以赴**。如果其他 7 种致炎行为中的哪一个又悄悄回来了，请查看之前介绍的方法，选择一些活动来改掉这些行为。根深蒂固的坏习惯很难改，需要很长的时间，所以我不期望你能完美地改掉它们，但你要继续保持警惕，倾听你的身体能帮助你培养更好的习惯。

• **每晚睡觉前，在冥想或静坐时专注于感恩**。在你的排除饮食之旅上谁帮助过你？家人？朋友？医生或医疗护理从业者？互助小组或理疗师？过去的 8 周内见过的新朋友？你生活中所拥有的什么能支撑你走完这段旅途？一个互相支持的合作伙伴或啦啦队朋友？金融资源？灵活的工作？感恩也是具有抗炎效果的，它还能帮助我们正确地看待生活。生活和健康皆为人生旅程的一部分，我们这一路上并不孤独。

本周的自我激励

鸣笛、击鼓，恭喜你已经来到最后1周了！该拍拍自己的肩膀鼓励鼓励自己了，你马上就要顺利上岸了。这一周里，请你继续坚持，不要提前结束。我也希望你能回顾一下你在这8周内记录的东西，尤其是你第1周后写的。回想一下那个时候，现在发生了什么改变？有时候改变是循序渐进的，我们不会注意到它们。在你开始这个计划之前，你是什么样的感受？

过去8周内发生的每一点变化都是你与身体之间沟通交流的结果。理解这一点很重要。如果你感觉状态更好了，某些症状减轻或消失了，你的身体就是在告诉你，它喜欢你一直在做的事情。如果某些症状仍然存在，那也是你的身体发出的一个消息，要么是你的身体不喜欢你正在做的某件事情，要么是你的身体还没有达到完全健康。所有这一切都是好消息，所以本周你要继续倾听。在重新引入剔除的食物之前，你需要将身体调整到最好的状态，所以你在最后一程需要掌握的技能就是倾听自己的身体。你之后会非常频繁地用到它。（另外，现在还不要称体重，你可以下周再称，或者如果你不在乎的话，可以完全不称。）

放松活动：给自己一个礼物

本周，为自己所付出的努力奖励自己一份礼物。它可以是一件新衣服（可能是尺寸更小的），可以是围巾、领带、珠宝首饰或钱包那样的配饰，也可以是你一直想要的东西，比如文具、小摆件。它也可以是某种服务或休假一天。它可大可小，可昂贵也可便宜。它可以是新的也可以是使用过的，但它应该是你通常不会沉迷的东西。想象一下，你正在为你最好的朋友挑选他真正喜爱和珍惜的东西，它饱含了你对他的爱。也许你会包装一下，甚至写一张卡片，告诉朋友他对你有多重要。现在，这个礼物是你给自己的，请弄得隆重一点儿，这是你应得的。

致炎行为8：缺乏更高的人生目标

最后的这种行为有点儿涉及哲学层面。今天，我希望你能思考一下自己有什么更高的人生目标。你可能立刻就能说出来，这很棒！你也有可能需要思考一段时间，甚至可能意识到你还没有。如果你没有，现在是时候想清楚了，一旦你找到更高的人生目标，你将更有动力继续你的健康之旅。

什么是更高的人生目标呢？

它可能是一种心灵的状态，可能是生活中的使命，可能是你热爱的事情，能给你提供早晨起床的强大动力。无论它可能是什么，它都应当是能给予你生活意义的。

为什么要有更高的人生目标？

拥有更高的人生目标已被证明可以提升人的健康水平，有利于疾病或手术的恢复，改善脑功能，减少脑卒中风险。它和你的健康幸福息息相关。那些没有更高人生目标的人在遇到健康危机时更容易陷入抑郁情绪，进而变得对生活不满意。

该怎么做？

我希望你能在最后一周认真思考这个问题。是什么赋予了你生活的意义？你是否相信有超越自身的伟大力量？如果你的生命要有一个使命，它是什么？如果你已经有了答案，请将它们放在脑海中最重要的位置。试着写一下自己的使命，它不一定需要很长，但它可以帮助你明确生活中的优先事项。你生活的意义是什么？如果你不确定，请铭记这个问题，并不断地问自己这个问题。最终你总会有答案的，但答案也可能随着时间的推移而变化。无论答案是什么，都是你应该优先去做的事情。

可尝试的活动

这里提供了一些能帮助你发掘更高人生目标的方法，它们是需要长期坚持的事情，但是本周你可以尝试先迈出一步，选择其中的一个去试着完成。

- **学习一种你一直想要学习的新事物**，比如钢琴、一门外语、空手道、太极、瑜伽、编织、木材加工等。它不一定是崇高的（尽管有些可能是）。它只是为了让你感受到生活的乐趣。你可以同时尝试多个活动，看看自己对哪个更感兴趣。

- **重拾你曾经热爱过的东西**，你曾因为忙于生计而把它丢下了。也许你终于可以开始去计划你的旅行，完成你写作的那本书，攻读一个学位。如果你曾经跳过舞、写过诗、画过画或弹过吉他，并且你很喜欢，那就抽时间再做一次吧。

- **你也可以通过给某个组织当志愿者来帮助他人**，比如帮助儿童、动物、饥饿的人或穷人的组织，无论是什么样的组织，只要你愿意真心付出。看看这样的工作是如何改变你看待世界的角度的。

当你找到它时，你会知道的。请在这里记录下来：

_____

_____

_____

_____

8 周后你的感觉如何？ 你已经成功走完这段旅途了，现在你可以回顾一下过去的 8 周，看看自己的进步。你的生活有没有发生什么改变？你是否愿意进入到重新引入被剔除食物的阶段呢？

_____

_____

_____

_____

第六章

反思融合：
测试旧日钟爱的食物

你已经体会过没有喜欢吃的食物是什么感觉了，那现在该测试一下你的身体对食物的反应了，或者说验证一下食物排除之前你所喜欢的食物与你的身体是不是死对头。你将以一种科学系统的方法重新引入你希望再食用的食物，但这个过程又不仅仅是一个测试，也是一个自我反思的过程。不要觉得你会依然想吃以前喜欢吃的东西，或者认为那些食物还是和以前一样好吃，会像以前一样激起同样的身体反应。仔细想想你日常生活中曾经不可或缺的那些食物，你会想念它们吗，还是觉得不吃它们后身体状态更好？

在食物排除阶段后，你的食物喜好发生变化是很正常的。你也许曾经离不开糖果、薯片或咖啡，但现在可能感觉这些东西听起来并没有很强的吸引力。你已经经历了一个严格的味蕾清洁和深度排毒的过程，所以当你重新引入那些食物时，你很可能不需经过任何思考就会发现，以前经常吃的东西现在尝起来很奇怪——太甜、太油腻或者加工痕迹太重。现在，你要更相信身体的感觉，而不是你之前的喜好，因为经过了排除阶段，你的身体处于最平和且最具觉察力的状态。现在你尝出来的食物的味道就是它最真实的味道，因为你体内的炎症已经减轻了，你的感觉器官变得更加灵敏协调。现在是测试你的身体真实反应的最佳时期。

但是，经过排除阶段你建立起来了对食物的新感觉，不要带着固有思维看待每一种引入的食物。每当测试一种新引入的食物时，你要留意身体出现的连锁反应。在你继续咀嚼或再多吃几口时，食物的味道如何？是否发生了变化？你吃第一口时有什么感觉？15分钟后又有什么感觉？那一小时后呢？一天后呢？这是我们本章将探讨的内容。

我们将一步一步地引入那些你之前已经剔除但依然想重新食用的食物，在这个过程中你也要继续评估自己身体的反应。我们将逐步为你介绍具体的评估方法，这样你就能知道自己的身体是否对某种食物产生反应。如果你发现某种食物不再让你的身体产生反应，而且你准备继续食用，我将教你以一种全新的方式让它重返你的餐桌。

你想重新引入哪种食物？

我的大部分患者多少有一些想要尝试重新引入的食物。但是，当你重新评估哪些食物是生活中不可或缺的时，想想你现在的感受和你以前的感受，在理智思考和对某种食物的感情之间做出选择。也许你可以忍受不吃含麸质的谷物，但你无法不吃糙米和玉米等无麸质的谷物。也许你戒糖后感觉很好，但还是希望能够再次吃到坚果酱。也许你想知道，如果你真的很想享用山羊奶酪、新鲜番茄、烤土豆、扁豆汤或一把杏仁，你是否可以在尽情享用的同时，不会觉得不舒服，或者能避免一系列以往会出现的不适症状。所有这些食物都可以是健康且营养丰富的选择，前提是你的身体也爱它们。

也许现在这个节点你还不想重新引入任何剔除的食物，即便以往的症状有所减轻。对某些人来说，8周（也许4周）没有咖啡、奶酪、巧克力或其他任何钟爱的食物的生活是漫长的。但对另一些人来说，8周一下就过去了，当我提醒他们该开始重新引入旧食物时，他们十分惊讶地看着我，心里都还没准备好。

如果你觉得自己身体的反应有点儿慢，或者是从"四核心"方案中途切换到"八排除"方案且身体在不断改善，或者你心理上尚未准备好结束这个超净化饮食的疗愈过程，完全没关系，你可以延长这一过程。你不必生活在对食物的恐惧中，你在整个排除饮食方案中吃的食物都在滋养着你的身体，让你越来越健康。排除饮食方案能告诉你哪些食物对你有益，哪些有害。如果你觉得目前的排除饮食方案很适合你，那很好，我希望你能继续进行。在你尚未准备好且未确定你需要哪些已剔除食物之前，不要重新引入。只要你觉得自己还需要继续执行排除饮食方案，就没有理由不继续下去。如果你感觉良好并想继续下去，你可以等到 12 周、16 周甚至 20 周之后再尝试重新引入已剔除的食物。哪怕你想永远执行目前的排除饮食方案，都没有问题。排除饮食方案也能保证你获得充足全面的营养，从长远来看，这正是你的身体所需要的。如果你确定延长"四核心"方案或"八排除"方案，请务必保证食用很多种不同的蔬菜，并摄入健康脂肪和纯净的蛋白质。重新引入这个阶段仅适用于那些想要再次食用之前被剔除的食物的人。对于无所谓缺少哪种食物的人，它不是一个必选项。

然而，正如我所说的，你想要再次吃到你日思夜想的食物，并希望以后一直能吃到，这一点是能够实现的。我将用最有效的方法来帮助你恰当地进行重新引入，从而达到这一目标。

如果你依然有一些症状

有些人在经历了排除饮食阶段之后，身体仍有一些症状。请不要因此而气馁，你可能只是需要将方案进行一些微调和优化。追求健康就好似一段旅程。如果你符合这种情况，那你可能需要执行排除饮食方案更长的时间，也可能你的身体中有一些我们尚未发现的不太常见的敏感源。如果不确定的话，可以拿出你在炎症谱系测试后填写的 8 个最严重的自身症状列表（见第 30 页）。你还有这些症状吗？如果有，你的身体可能对以下物质敏感。

• 组胺

- 水杨酸盐
- 多元醇
- 草酸盐

经过排除饮食阶段后，如果你的身体持续出现消化问题、皮肤问题、情绪波动、神经系统症状、淤血或任何与炎症有关的迹象，那么它们可能都是敏感的迹象。（如果和这些都无关，请查看本章末尾内容，获取个性化的治疗信息。）我们先来仔细研究一下这些引起食物敏感的物质。

组胺

组胺（和其他胺）是由免疫系统产生的化合物，可触发对过敏原的防御。它们释放紊乱或过量时，会使对它们敏感的人出现多种症状，包括喉咙发痒、鼻塞、皮肤症状、关节疼痛、消化问题和神经系统症状。如果你在食用腌肉或发酵食品（如康普茶、葡萄酒或德国酸菜）后出现过敏症状，这可能表明你对组胺敏感。在这种情况下，请尝试两周内不再吃任何富含组胺的食物，观察自己的症状是否有所减轻。如果有效果，那么你应该减少或剔除这些食物，直到你的健康状况有所改善。这可能也意味着你需要长期甚至永久地剔除这些食物，具体取决于你的恢复过程和身体对这些食物的适应情况。

组胺不耐受的人应避免的食物

组胺含量高的食物

以下是组胺含量较高的食物，这些食物可能导致身体超负荷运转。

- 酒精（尤其是啤酒和葡萄酒）
- 骨头汤
- 罐头食品
- 奶酪，尤其是陈年奶酪
- 巧克力

- 茄子
- 发酵食品（开菲尔、韩国泡菜、酸奶、德国酸菜）
- 豆类（尤其是发酵大豆、鹰嘴豆和花生）
- 蘑菇
- 坚果，尤其是腰果和核桃仁
- 加工食品
- 贝类
- 熏肉制品（培根、意大利腊肠、烟熏三文鱼、火腿）
- 菠菜
- 醋

会引发组胺释放的食物

这些食物的组胺含量低，但会使人体释放组胺，从而给组胺不耐受的人带来问题。

- 牛油果
- 香蕉
- 柑橘类水果（柠檬、青柠、橙子、葡萄柚）
- 草莓
- 番茄

二胺氧化酶 (DAO) 抑制剂

这些食物会阻断控制组胺的酶，导致某些人体内的组胺水平升高。

- 酒精
- 能量饮料
- 茶（红茶、绿茶、马黛茶）

如果你依然有一些症状

水杨酸盐

水杨酸盐是常见于阿司匹林等止痛药和美容护肤产品的化合物，但水杨酸盐天然存在于很多植物性食物中。在某些植物性食物中，水杨酸盐是植物防御机制的一部分。水杨酸盐不耐受的症状与组胺不耐受的相似：人会出现神经系统症状、消化问题或皮肤反应。如果你认为自己可能有这种不耐受，可以尝试剔除以下这些富含水杨酸盐的食物，看看症状是否会有所减轻。

- 杏仁
- 杏
- 牛油果
- 黑莓
- 樱桃
- 椰子油
- 枣
- 果干
- 菊苣
- 小黄瓜
- 葡萄
- 绿橄榄
- 番石榴
- 蜂蜜
- 茄属植物（辣椒、茄子、番茄、马铃薯）
- 橄榄油
- 橙子
- 菠萝
- 李子 / 西梅
- 橘柚

- 橘子
- 荸荠

多元醇

如果你在食用高果糖水果和某些蔬菜、荚果类、甜味剂和谷物（尤其是小麦）时出现胃肠道症状，那么你的问题可能是对可发酵的低聚糖、二糖、单糖和多元醇敏感。这些是会导致部分人群出现如便秘、腹泻、胃痉挛和腹胀等肠易激综合征的碳水化合物。如果你有类似情况，可以尝试剔除多元醇两周，看看是否有所改善。如果有效果，你可以考虑采取低多元醇饮食方法，减少或剔除大部分这类食物，然后再慢慢地重新引入它们，一次引入一种（遵循本章介绍的方法）。你可能只对某些多元醇食物耐受，对其他的不耐受，因此最好一次测试其中的一种。由于多元醇食物列表较长，所以你也可以将几种食物分为一个小组，进行分组测试，来判断你的症状是否有所改善。

- 洋葱
- 蒜
- 朝鲜蓟
- 芦笋
- 香蕉
- 甜菜
- 卷心菜
- 腰果
- 角豆粉
- 花椰菜
- 椰子水
- 乳制品，所有由牛奶制成的奶酪、奶油、冰激凌、酸奶油、酸奶
- 果汁

- 含麸质的食物，所有用小麦、大麦、黑麦或斯佩尔特小麦制成的产品
- 绿豆
- 高果糖水果（青柠、柠檬和甜瓜除外）
- 蜂蜜
- 蘑菇
- 豌豆
- 德国酸菜
- 大豆
- 含糖醇（包括菊粉、异麦芽酮糖醇、麦芽糖醇、甘露糖醇、山梨糖醇、木糖醇等）的食物

草酸盐

草酸盐是植物化合物，可以与矿物质结合形成草酸钙和草酸铁。这种化合反应会发生在消化道或泌尿系统中。对草酸盐敏感的人群来说，这会导致这些部位产生炎症。

草酸盐含量较高的食物如下。

- 甜菜
- 可可
- 羽衣甘蓝
- 花生
- 菠菜
- 红薯
- 瑞士甜菜

将蔬菜做熟可以降低其草酸盐含量。

何时该咨询功能医学医生？

如果排除饮食法都不能解决你的问题，你深受炎症困扰，看不到任何变化，或者你有非常严重的健康问题，那么你可能更需要专业医生干预，而非参考本书内容。我建议你咨询专业的功能医学医生，他可以和你坐下来面对面沟通，评估你的症状，了解你的情况，与你一同找到问题的根源。我们也通过视频为世界各地的人提供咨询服务，你也可以寻找当地的功能医学医生。

制订你的融合计划

测试时间到了！你学习了吗？开个玩笑——过去 4 周或 8 周你一直在"学习"，现在是时候检测一下学习成果了。你之前已经剔除了 4 ~ 8 类食物，现在要挨个测试它们，记录身体对它们的反应。具体的测试顺序根据这些食物的致炎可能性由低到高排列。

每类食物的测试需要 3 天时间。请记住，这个过程要循序渐进。你正在进行试验，一步一步慢慢来是保持试验结果准确的最佳方式。食物需要一种一种地重新引入。如果你一开始就吃所有想吃的东西，比如一块意大利辣香肠比萨，万一吃完后你突然肚子痛、头痛或关节疼痛，那你就无法知道疼痛的原因到底是源于谷物、蛋、奶酪或番茄酱。我们必须将这些触发炎症的因素一一分离，这样才可能知道你其实可以吃比萨，只要比萨的饼皮不含麸质，或者奶酪不用牛奶制成，或者用白酱代替番茄酱。这个过程的目的并不是拖延时间，而是准确记录你的身体的反应。在此期间，你要保持耐心，努力一定会获得丰厚的回报。在整个试验过程中，请继续遵循原饮食方案的所有要求，要记住，你一次只能重新引入一种之前被剔除的食物。

由于身体的反应可能需要几天的时间才能显现出来，因此这是你获得最准确结果所必需的时间周期。你可能不会对食物立即产生反应，但第二天早上你可能出现严重的胃酸反流或剧烈头痛，在接下来的几天内也可能出现一系列其他反应。但幸运的是，你在前几周的自律生活让自己已经做好了充足的准备来应对这些问题。所以，你要保持观察和自省，与你的身体就你们共同的未来展开一次轻松而广泛的长期对话。"嗨，我想尝试扁豆汤，我先试着吃点儿扁豆，看看感觉如何，然后我们再讨论。之后再看看山羊奶酪行不行。"对于每一种重新引入的食物，你一定要仔细地记录身体出现的任何反应。每个人对食物的反应都不同，因此这是你在重新引入每种食物之后了解自身感觉和身体接受程度的最佳方式。

你怎么知道你是否有反应？

当你的炎症水平很高且一直有症状时，你很难确定自己是否会对某种特定食物或影响因素产生反应或者究竟何时会产生反应。但现在这个阶段的评估会更容易，因为你的身体系统处于单一、纯净而平稳的状态，并且你可能对某些食物产生比之前更剧烈的身体反应。如果身体确实有反应时，请将这种反应视为身体的抗议信号，这说明身体不喜欢那种食物。既然你想成功，请把身体的警告铭记于心。美味有很多，如果你的身体对其中某些食物产生不良反应，请果断把它们抛弃，这样你会变得更健康、更快乐。

身体出现的反应也会有多种形式。当你开始测试食物时，身体出现以下所列的症状都可算作有反应，你应该去记录它们，即使不能百分之百确定它们都来自你所吃的食物。

- 过去 4 周或 8 周已消失的过往症状加重或复发
- 头痛或偏头痛
- 消化系统症状（腹胀、恶心、便秘、腹泻、胃灼热、腹痛）
- 皮肤问题（瘙痒、皮疹、荨麻疹、粉刺、皮肤突然干燥起皮）
- 眼睛或嘴巴发痒、发炎或灼痛，尤其是刚吃完食物后
- 突然鼻塞、鼻痒或流鼻涕，尤其是刚吃完食物后
- 心跳加速、心悸、心脏漏跳

- 关节疼痛、关节僵硬，尤其是身体两侧的关节同时出现或全身出现

- 全身肌肉酸痛或肌肉僵硬

- 发热

- 脑雾症状，比如注意力不集中、记忆困难，特别是这种情况在过去8周内有所减轻，然后突然复发或明显加重

- 突然疲劳

- 突然的情绪变化——抑郁、焦虑、恐慌、紧张、厄运感

- 水潴留——四肢和脸看起来很肿，戒指很紧，衣服在皮肤上留下印子

- 体重突然增加500 ~ 1000克

- 睡眠中断、无法入睡或无法进入深度睡眠

请记住，你的身体应该拥有最终决定权，如果你的身体对测试的任一种食物有反应，我希望你能为了自身利益愿意永远放弃这种食物——或者至少等8周后再次测试它。也许你只是需要更多时间让身体康复。

如果你测试了一种食物后感觉良好，没有任何症状，不要考虑是否该重新引入该食物。你的身体已经告诉了你，它没有问题。

现在到了该做出决定的时候了。你打算重新吃哪些食物，而哪些食物没有也可以。把你想要测试能否重新引入的食物类别写下来，但同时你要保持包容开放的心态，因为你所挑选的任何食物都有可能使身体产生反应，而且重新引入食物的测试可能无法完全达到你所希望的结果。你想测试一种也可以，测试所有也可以。

"四核心" 方案

- **谷物**。很多人吃谷物会产生反应，但不是所有人。你想重新引入谷物吗？这样就可以吃到面包、玉米饼、贝果、脆饼干和所有那些标准化食物。你如果是这样想的话，那么可以首先引入无麸质谷物（如大米、玉米、藜麦），然后再加入含麸质的谷物，尤其是小麦。在这个过程中，认真观察自己身体发出的信号。不要仅仅因为觉得自己真的需要面包而忽视症状的再

次出现。

• **乳制品**。如果你对植物性乳制品不满意，希望能够在喝咖啡时再次加入奶油，想要享用真正的奶酪或冰激凌，请仔细查看乳制品包装盒上的信息。你应从黄油和奶油开始测试，然后在此基础上逐渐测试其他乳制品。你可能也会发现自己对由山羊奶或绵羊奶制成的乳制品耐受，但对由牛奶制成的乳制品不耐受，或者你只对含 A2 酪蛋白的乳制品耐受。（请参考第59 页获取这方面的更多信息）

• **甜味剂**。除特殊情况之外，我建议你避免食用含有甜味剂的食物，你可能和我一样需要一直远离它们。如果你想尝试重新引入它们，你应先测试天然甜味剂，如纯枫糖浆、蜂蜜、椰糖或椰枣糖。这些糖可能会与你的身体和谐相处，但白砂糖可能不会。如果你的身体能顺利地接纳这些天然甜味剂，你可以再测试白砂糖。但即使你没有产生什么反应，也请你少吃白砂糖。随着时间的推移，不管是谁，过多的精制糖肯定会再次加剧体内的炎症。我不建议重新引入任何含有高果糖玉米糖浆或任何人造甜味剂的食物，你根本不需要浪费精力去测试这些。你应该考虑把它们划入需永久停止食用的食物，因为它们对任何人都没有好处。

• **致炎油类**。和糖一样，我建议你少食用它们，即使你的身体对它们没有什么反应。你可以先看看自己究竟对菜籽油、玉米油和大豆油等植物油有没有反应或者有何反应，也许你本身对这些油是耐受的，那样的话你就不用总是担心自己在外面用餐时会不小心吃了这类油。少量食用可能不会有什么问题。

"八排除"方案

如果你选择的是"八排除"方案，你可以尝试重新引入前面"四核心"方案中所列的 4 类食物中的任何一种，以及以下 4 类食物中的任何一种。这些食物大多非常健康，只要你的身体不起反应就可以放心食用。如果你的身体因这些食物产生反应，那就把它们看作可能对其他人有益的食物，只是不适合你而已。

- **坚果和种子**。坚果和种子可作为零食，也可作为正菜、甜点等许多美味的装饰，它们含有丰富的营养，但对有些人来说，它们很难消化。你要一次测试一种坚果或种子，从浸泡过的开始，浸泡过的坚果和种子对每个人来说都更健康、更易消化。如果你想以后能正常地偶尔食用坚果和种子，就要先测试生坚果和种子，然后再测试烤过的。你可能会发现有些坚果和种子你可以食用，另一些则不行。例如，许多人吃杏仁或核桃不会有任何问题，但对腰果或开心果会产生反应。你也可能会发现吃少量坚果和种子没事，但吃太多就会产生一些症状。

- **蛋类**。如果你选择了此类别，应先测试蛋黄，如果蛋黄你吃了没什么问题，再继续尝试全蛋。很多人食用鸡蛋都没问题，但不是每个人都这样。所以，如果你喜欢在早餐时吃鸡蛋，那就先弄清楚你的身体是否喜欢。你可能会发现你吃蛋黄完全没问题，但蛋白会给你带来更多的炎症问题。另外，鸭蛋通常比鸡蛋更容易耐受。

- **茄属植物**。对那些深受关节疼痛、皮肤炎症和消化问题困扰的人来说，茄属植物最麻烦，但茄属植物对其他人来说通常不会有什么问题，并且还是很好的抗氧化剂来源。如果你想念比萨上的莎莎酱、青椒或茄子，请选择此类别。

- **荚果类**。如果你对荚果类耐受，请把它们当作很好的蛋白质和纤维来源。有些人不太喜欢荚果类，但如果你喜欢荚果类并希望从其中获取更多的蛋白质，请选择此类别。当你重新引入荚果类时，应先尝试扁豆和绿豆，因为它们通常比其他荚果类更容易耐受。接下来尝试你喜欢的其他荚果类，比如黑豆、斑豆或白芸豆。如果你真的想以后继续食用大豆，请最后再尝试它。如果你对大豆耐受，你应该也会对毛豆、豆浆和豆腐耐受，但请始终选择非转基因荚果类产品，最好是有机食品。无论身体对荚果类的反应如何，都建议你不要再食用加工过的豆制品，如素食热狗和素食汉堡包等并非新鲜制作的食品。

这些是我最想重新引入的食物（可以少于 8 种）：

1. _____
2. _____
3. _____
4. _____
5. _____
6. _____
7. _____
8. _____

记录你的身体的反应

每一种食物的测试需要 3 天，你应按照以下步骤重新引入食物。

• 在重新引入食物测试记录表（见第 153 页）上记录你测试的食物。

• 先尝一口用于测试的食物，不应含有任何其他东西或作为复杂菜肴中的一部分。例如，可以单独尝试番茄酱，但不要吃带番茄酱的意大利面或比萨饼皮。

• 等待 15 分钟。看看你的身体是否有反应，比如之前列举过的一些症状。如果有，请记录它。

• 15 分钟过后，吃 1/4 杯或 3 口这种食物。

• 再等 15 分钟。记录任何新出现的反应或加重的初始反应。如果此时你感觉不舒服，请立刻停止。这可以判定你的身体现在不喜欢这种食物，把它从你的饮食中永远剔除出去，或者在 30 天后重新测试。

• 如果你仍然感觉良好，再吃 1/2 杯或 6 口这种食物，然后等待 2 小时。密切关注你在这 2 小时内的感受并记录症状。如果你出现任何症状，请立刻停止食用。假如你对这种食物有反应，把它先从你的饮食中剔除，等待 30 天，然后重新测试——或者如果你愿意的话，把它从你的饮食中永远剔除出去。你需要进一步减轻体内炎症，你的身体才可以处理这种食物。

- 如果 2 小时后一切正常，则吃一整份食物（即你通常一次会吃的量），然后等待 3 天。3 天内不要再吃这种食物。在这 3 天中，记录你的身体出现的任何反应，不要再测试任何其他食物。你的饮食应该与前 4 周或 8 周的排除饮食阶段保持一致。你只是单独分离出一种食物进行测试，因此不要引入其他食物混淆测试结果，否则无法查清任何症状的根源。

- 如果 3 天后你的身体仍然没有什么反应，说明你的测试成功了，你可以把这种食物重新加入日常饮食中。如果 3 天内出现了症状，那么该食物依然可疑。再次把它从饮食中剔除出去，可以永久地剔除。如果你想再试一次，先等待 30 天，然后重新测试它。如果你的身体在这一步对某种食物有反应，虽然你可以先不剔除，等待 30 天再次测试，但是其实这是你的身体在告诉你它不喜欢这种食物，最好的做法还是就直接剔除，专注于其他会让你感觉很棒的食物。

- 开始下一种食物的新一轮测试。

注意，这里所列出的食用量不适用于奇亚籽、亚麻籽、黄油或香料。这些食物的测试过程同样遵循以上步骤，但要少量引入它们，然后逐渐增加到你在日常饮食中的食用量。

请牢记，这个测试是为了观察你的身体是如何对重新引入的食物产生反应的。你很久之后再次吃到想念的食物时，很容易导致测试不客观。所以，一定要严格遵循上面详细介绍的重新引入流程。

重新引入食物的顺序

你应先测试通常来说最温和、反应最少的食物，然后再测试对大多数人来说都易引起反应的食物。如果你选择的是"八排除"方案，可以从以下列举部分的第 1 种食物开始。如果你选择了"四核心"方案，可以从第 5 种开始。请务必按照下列顺序进行，这一点非常重要。

坚果和种子（以下根据致炎可能性由低到高排列。测试坚果时，最后测试开心果和腰果）

- 由植物种子制成的不加糖的奶。

- 由植物种子制成的酱，如不加糖的葵花子酱和芝麻酱。

- 添加到冰沙中的、已经浸泡过的亚麻籽或奇亚籽（它们浸泡后会变成凝胶状，所以最好把它们添加到某种食物中，否则它们的口感令人不适）。

- 其他类型的种子，浸泡至少 8 小时或一整夜，冲洗后在脱水机或烤箱中低温烘干，直至其变得酥脆，然后测试食用。

- 未经浸泡的生种子（尽管在理想情况下，我认为所有种子都应该通过浸泡来分解凝集素，使它们的营养物质更易利用，但该测试能帮助你了解自己的身体是否偶尔能够接纳这种形式的它们）。

- 未经浸泡的烤种子，如葵花子、南瓜子和芝麻。即使你的身体对它们不产生反应，也要尽量少吃。它们是最容易致炎的一类种子。

- 不含添加剂的无糖坚果奶，如杏仁奶和榛子奶。它们最容易消化，但不要尝试腰果奶。

- 丝滑的坚果酱（不是颗粒状的）。这些也更容易消化，试试杏仁酱和核桃酱，但不要尝试腰果酱。

- 整个的生坚果。浸泡至少 8 小时，冲洗干净，晾干，放入脱水机或烤箱中低温烘干，直至其变得酥脆，然后测试食用。

- 未经浸泡的生坚果（尽管理想情况下所有坚果和种子都应该先浸泡）。

- 未经浸泡的烤坚果，如杏仁、核桃仁、山核桃仁、榛子仁和夏威夷果。和烤种子一样，即使你的身体对它们不产生反应，也要尽量少吃。它们是最容易致炎的一类坚果。

蛋类

测试鸡蛋时，先测试蛋黄。3 天后，再测试全蛋。鸭蛋比鸡蛋更容易耐受。

茄属植物

按照以下顺序引入，只测试你确定想要重新引入的那些食物。

- 甜椒
- 去皮的白色、紫色、红色或黄色土豆
- 未去皮的白色、紫色、红色或黄色土豆
- 茄子
- 生的番茄
- 番茄酱
- 茄属香料，如卡宴辣椒粉和红辣椒粉（一次引入一种）
- 辣椒

荚果类

按照以下顺序一次测试一种。

- **小扁豆或绿豆。** 在烹饪前浸泡至少 8 小时并冲洗干净，或在高压锅中炖煮以分解凝集素。为方便起见，可食用某些经过高压锅烹饪的罐头食品。
- **任何其他干豆**（如黑豆、斑豆、白豆、红豆等），在烹饪前浸泡至少 8 小时并冲洗干净，或在高压锅中炖煮以分解凝集素。
- **有机豆罐头，加热食用前冲洗干净。**
- **有机花生，包括不含添加剂的烤花生和花生酱。** 瓦伦西亚花生往往是最容易耐受的。

现在可以尝试大豆，请按照以下顺序（请注意，我不推荐任何类型的非有机、转基因大豆食品）。

- **毛豆。**
- **发酵过的有机非转基因豆制品：** 天贝、味噌、酱油（不含麸质的酱油）。
- **非发酵的、最低程度加工的有机非转基因豆制品：** 新鲜豆腐和豆浆。
- **含有大豆但不含其他近期尚未食用过的食物的有机产品，** 比如高品质的素食汉堡包。（不要吃含有大豆分离物的产品。）

咖啡和红茶

如果你喜欢这些饮料，此时你可以尝试重新引入咖啡和红茶。我们对含咖啡因的饮料都有不同程度的耐受性。如果你因喝咖啡或红茶（尤其是咖啡）而感到紧张、焦虑或出现消化系统症状，请减少饮用量。有些人喝任何量的咖啡都感觉不适，但喝绿茶、白茶或花草茶时反而状态更好。你现在可以自己测试一下，看看你的身体喜欢什么。

乳制品

很多人对不同类型的乳制品会有不同的反应，所以如果你想把乳制品重新引入你的饮食中，请按以下顺序重新引入乳制品（请注意，我不建议重新引入非有机的传统牛奶）。

- 草饲黄油
- 草饲奶油
- 用山羊奶或绵羊奶制成的发酵草饲开菲尔或酸奶
- 用主要含 A2 酪蛋白的牛奶制成的发酵草饲开菲尔或酸奶 (见第 59 页)
- 用主要含 A1 酪蛋白的牛奶制成的发酵草饲开菲尔或酸奶
- 山羊奶酪或绵羊奶酪
- 山羊奶、绵羊奶或奶油
- 用牛奶制成的有机生奶酪（如生马苏里拉奶酪）
- 用牛奶制成的有机普通奶酪（如切达干酪、高达奶酪、明斯特奶酪等）
- 有机普通牛奶，全脂
- 有机普通牛奶，低脂

甜味剂

尽管天然的甜味剂含有一些微量营养素并且对血糖的影响较小，但任何类型的甜味剂，多则无益。如果你的饮食中确实需要多一点儿甜味，请按以下顺序测试甜味剂。

- 从天然甜味剂开始：枫糖浆、蜂蜜、椰枣糖、椰糖、甜菊糖、罗汉果糖和木糖醇等。测试你认为最有可能会食用的那些。如果你明确地知道你不会食用它，就不要浪费精力去测试。你的饮食中肯定不需要人工甜味剂。一定要确保每一种天然甜味剂要分开测试，请注意，很多人对糖醇会有胃肠道反应，所以如果你想重新引入它们，请密切关注身体对它们的反应。
- 最后测试白糖。
- 我不建议食用高果糖玉米糖浆、龙舌兰糖浆或任何人造甜味剂。这些高果糖、高度精制的产品给肝脏带来的压力太大了。

致炎油类

我不建议经常食用这些，即使你的身体对它们没有产生明显的反应。测试你最有可能会食用的类型，比如菜籽油或玉米油。如果你不打算食用某些油，请不要浪费精力进行测试。你不是一定需要这类油。

谷物

从无麸质谷物开始，包括大米、玉米、藜麦和斯佩尔特小麦，按以下顺序测试。

- 白米，煮前浸泡并沥干
- 糙米，煮前浸泡并沥干
- 新鲜玉米
- 由无麸质燕麦制成的燕麦片，不含任何你近期未吃过的添加剂
- 全谷物食物（如无麸质燕麦、藜麦、小米和千穗谷），烹饪前浸泡并沥干

你怎么知道你是否有反应？

151

- 预制玉米产品，如玉米饼、玉米片（未用致炎食用油炸过的）和意大利玉米糊（不含添加剂的）
- 用无麸质面粉烘焙的食品（不添加任何你近期尚未吃过的食物，也不添加甜味剂），比如无麸质面包或用糙米粉制成的玉米饼

现在可以尝试含麸质的谷物和面粉（小麦、黑麦、大麦、斯佩尔特小麦等）。一次只尝试一种，因为你的身体可能对某些产生反应，但对其他的没有反应。按照以下顺序进行测试。

- 发酵面包，比如添加成分最少的全麦酸面包。
- 加工程度较低的全麦，如汤中的大麦、塔布勒沙拉中的碎小麦或简单的斯佩尔特小麦和黑麦面包。
- 精制烘焙食品，如法棍或白酸面包。
- 传统面包、椒盐卷饼、脆饼干、贝果、英式松饼和未添加近期尚未食用过的食物的烘焙食品。我不建议食用添加了致炎油类或氢化油脂的传统小吃。

重新引入酒精

我们都知道酒精对身体无益，尤其是在摄入过量酒精时。但对某些人来说，少量饮酒对健康有益，比如偶尔喝一杯红酒。如果你以前每天下班后都需要来一杯红酒，那么现在你可能已经改掉了这个习惯，但如果你想继续饮酒，该怎么办呢？你可以参考我设定的重新引入间歇性饮酒的流程，看看在短短8天内这一流程是否对你有用。你未测试任何其他食物时，可以享用一杯你渴望的红酒。饮酒量不应超过以下标准。

- 180毫升红葡萄酒或白葡萄酒
- 350毫升啤酒（大多数啤酒都含有麸质，所以如果你知道自己不能摄入麸质，请不要喝啤酒，或只喝不含麸质的啤酒）
- 30毫升烈酒（伏特加、朗姆酒、威士忌、龙舌兰酒等）
- 60毫升利口酒（利口酒也含有糖，所以如果你知道自己不能摄入致

炎甜味剂，请不要饮用含有这些甜味剂的利口酒，也不要饮用任何含有高果糖玉米糖浆的混合调味酒）

如果你在喝酒时身体出现任何反应，请立即停止。如果你没有出现反应，请再等 7 天。如果在这 7 天内你的身体也没有出现任何反应，可以重新将酒精引入你的饮食中，但请务必适度饮酒。任何一种酒饮用过量都会引发炎症。

重新引入食物测试记录表

请在这里进行记录。我提供了一张测试表模板，你每测试一类食物使用一张。如果你想尝试继续重新引入更多的食物，只需根据需要复制此表。

测试食物	
测试方式	反应
1 口，15 分钟	
1/4 杯或 3 口，15 分钟	
1/2 杯或 6 口，2 小时	
一整份，第一天	
接下来 3 天都不要再摄入该食物，因为需要监测的是单次摄入后的反应	
第二天	
第三天	
重新引入 / 不重新引入	
备注	

终于到了揭晓真相的时刻了！恭喜你已成功完成饮食方案的重新引入部分。现在你知道哪些食物对你有益，哪些食物对你有害了。你知道自己的身体喜欢什么食物，不喜欢什么食物。这是你未来新生活方式的基础——你的生命中充满了你深爱的且深爱你的美食，再也没有那些困扰你、刺激你、让你感觉自己身体状况不佳的食物了。在下一章中，我将帮助你整合所有这些信息，为你的

生活提供便利。因为这才是生活——无须节食、无须遵循严苛的教条，一切都是自由的。

如果你想测试最初列举的 8 种食物之外的更多食物（比如含有较多组胺、水杨酸盐、多元醇、草酸盐的食物，或任何你怀疑可能引起身体反应的新食物），请继续使用相同的方法和步骤进行测试。这种测试方法会是一个你可以一直利用的工具（假如你将来需要再次用到）。因为有时候你对食物的敏感性是会变化的，以前没有的症状可能会慢慢出现。这种测试方法是确保我们能坚持食用健康食物的最佳方法，而非有损健康的过程。

现在请记录一下。

我成功地重新引入且未引起症状的食物——我的身体爱它们！

_____

_____

_____

_____

_____

仍然会引起症状的食物——我的身体不太喜欢它们。

_____

_____

_____

_____

_____

_____

第七章

创造发挥：
打造全新的饮食计划

你是独一无二的，现在你有充足的证据来证明自己。你有一份食物清单，包含了对你来说健康有益的食物，但它们不一定适用于其他人。你还有另一份食物清单，包含了你不耐受的食物，不用考虑其他人是否耐受。这是仅适用于你一个人的锦囊。这些清单还能帮你打造专属于你自己的饮食方式，从而滋养你的身体，重塑你的健康。你不会再在不知不觉中以加重炎症的方式饮食。你拥有足够的知识来帮自己选择身体钟爱且能从中汲取养分的食物。

经过 4 天或 8 天养成抗炎新生活方式，再经过 4 周或 8 周践行这一生活方式后，你可能发现自己比想象中的更加自律。现在整个方案已经结束了，是时候考虑一下哪些做法是你要保留的（比如一直不吃什么），哪些原则是你在今后前进道路上需要坚持的。

制订个性化饮食计划

以往的患者在成功完成排除饮食计划后，我建议他们做的第一件事就是制订个性化的饮食计划。你已经有一份囊括了你的身体喜欢的安全食物的清单。你可以随身携带它，也可以将它放在你经常看到的地方，比如存在手机里，放在包里，或者贴在冰箱上。一段时间后，你就会记住它。找出你在上一章末尾列出的可以重新引入的食物清单，以此为基础，把你在前面4周或8周抗炎周期内享用的健康美食添加进去。浏览食物清单找到其他优质替代食物。这份清单就是你的个人饮食计划的基础。每当你需要思考吃什么时，可以参考此清单来保证饮食健康。如果你有更多的食物选择（比如特别优质的、新品种的蔬菜、水果、肉等）时，你可以将其随时添加到此清单中。如有不确定的情况，你可以随时通过相同的排除饮食过程来测试新食物。

我还建议你列出避免食用的食物清单，以控制体内炎症。你可以把它写在清单的背面。找出上一章末尾列出的不适合你的食物，以此为基础，把任何其他会引发身体炎症的食物添加进去，比如你通过测试发现的任何含有组胺、多元醇、水杨酸盐或草酸盐的食物（见第136～140页）。你还可以把因其他原因不吃的食物添加进去。例如，你的身体可能不会对甜味剂产生反应，但你依然可以选择放弃它们。

这些清单可以成为你的试金石，因为你可以正常享受食物，而不是僵化地遵循严格的饮食计划或屈从于饮食教条。你现在正在步入新的生活，你可以吃任何你想吃的东西，但同时你也掌握了有关自己身体的知识，因此你现在可以做出正确理智的决定。

这就是现实生活中饮食方式。你的饮食计划很简单，你有一份你知道对自己健康有益的食物清单，可以多吃那上面的食物。你还有一份你知道会给自己带来炎症的食物清单，在清楚后果的前提下，你选择是否要吃那些。一切完全由你自己掌控！你不会再感到行为受限，因为前方有无限的可能性。

创建一周默认饮食方案

我帮我的患者做的另一件事是创建一周的默认饮食方案，当他们想不出吃什么或没有时间做复杂的计划时，就可以使用这个方案。根据你的个人饮食计划来确定你一周的默认饮食方案。取任意一份空白饮食计划表，把那些饮食填入表中。本书附赠的食谱或许能给你提供灵感。你在排除饮食阶段最喜欢吃什么食物？你有没有根据新的食物体验创造出新的菜品？你有最喜欢的食谱吗？如果你有一份方便快捷的早餐、午餐、晚餐和小吃清单，并且在厨房里始终备有必要的食材，那么你将永远不会面临或陷入食物缺乏营养的困境。这些是你的应急计划。把它们写下来并张贴在厨房里，直到它们印在你脑海中。你永远不会再说"我不知道吃什么！"这种话了。

保持创新

当你有更多时间时，请继续在饮食上创新。尝试用更好的食材来重新制作旧日最爱食物的抗炎版本。当你不确定该吃什么时，翻一翻食谱来获取一些有益身体健康的灵感。玩转你的食物清单，大胆尝试各种蔬菜，拓宽你的烹饪视野。

我的一些患者不知道在去餐馆、度假、派对或朋友家时如何遵循食物清单。其实一切都没变。你过着你自己的生活。唯一的区别是你现在知道有些食物最好不要吃。只需让招待你的朋友或服务员知道你对什么忌口就可以了。你可以参考食物清单来避免食用一些食物，不必对此小题大做。带一道你确定可以吃的菜去参加聚会。如果别人让你吃一种你明知道会给自身带来问题的食物，那么你所要做的就是礼貌地拒绝。如果不太确定，只吃蔬菜就好了。

一旦你恢复健康，真正重要的是你要真正重视健康，绝大部分时间内要远离炎症诱因，无论它们是食物还是生活习惯。请记住，你的生活方式也很重要——你运动的频率、睡眠时间和睡眠质量、你与他人之间的关系，以及你的人生目标。时刻保持警惕，以便你能意识到自己是否又重拾那些导致炎症的坏习惯，比如久坐、长时间盯着屏幕、宅在家中、陷入强迫症思维或者忽视自己热爱的事物。现在你知道哪些事情对你有好处，哪些事情没有。你投入关注的东西会茁壮成长，你缺乏关注的东西会日渐枯萎，所以把你的精力专注于你喜欢的食物和生活方式上——它们会不断滋养着你，而你的健康状况也会日渐改善。

坚持到底

如果忍不住吃了不该吃的食物，怎么办？我的患者也问过我这种问题——他们担心自己不够完美，或者担心如果他们忍不住吃了不该吃的，会有什么后果。我希望你记住，忍不住就意味着无法持续地保持健康。请记住，没有什么是被禁止的。一切都是一种选择。知道一种食物对你有害，选择不吃它和别人禁止你吃它之间是有区别的，前者是食物自由，后者是食物监狱。没有节食法规定你可以吃什么，不能吃什么。没有所谓的羞耻感，只有你的健康最重要。你想让自己舒服，所以你吃些能让自己感觉舒服的东西，这是完全符合逻辑的。并没有人强制你一定要吃让你感觉不那么舒服的东西，一切选择都是基于你的理性判断。

但有时你想吃一些不该吃的食物，原因源于诱惑、同龄人带来的压力、传统习俗、旧习惯、社交需要、家人的劝说和老式的享乐主义。你有时可能会吃一些明知吃了之后会后悔的食物，但是你现在已经有了全新的意识，你现在看待这些情况的态度已经发生了重大的改变。你现在有了知识，也依然有选择权，你做出的选择将是基于信息判断的有意识的选择，不是在根本不知道哪些食物对你的身体毫无益处时随意盲目地进食。你可能决定吃一些容易致炎食物，但既然你知道自己的身体会产生反应，可能决定只吃一点点。在某种特定情况下，你可能还是决定食用致炎食物，因为这么做的结果是值得的。这些都是你的决定，不是我的，也不是别人的。

你可能有时还发现，随着你的健康状况不断改善，一个健康的身体可能有能力处理对它不太有利的食物。你可能会发现一块生日蛋糕或几片薯片不会让你的健康情况急剧变差。这些也都是有用的知识。但请留意"饮食漂移"现象，当你在食物的质量和安全方面做出太多妥协时，你就无法倾听身体发出的声音，这时你的健康状况可能会再次开始变差，因为你在无意中偏离了自己原本的最佳设想。如果你不多加小心，症状可能会再次出现，你可能也无法确定哪种食物是引发症状的罪魁祸首。

为了避免出现这种情况，你能从排除饮食法中获得的最重要的东西就是意识。请留意这些情况：不知道吃什么，睡眠不足，感到压力巨大，一天久坐不动，长时间盯着屏幕，不主动与他人联系……出现这些情况时，请你密切关注你的身体的反应，并提醒自己，你嘴里吃下去的每一口食物和你采取的每一个有利于或损害自身健康的行动都是一种选择。在一天内你所做出的所有选择中，你拥有最大控制权的可能就是食物了。

你再也不需要吃那些会让你感觉不好的东西了。那如果其他人都在吃它呢？如果有些人（比如你的家人和朋友）或某些情况（传统习俗）要求你必须吃它呢？你不需要和他们争吵。礼貌地说不，然后继续做更重要的事情，比如和人交谈、开怀大笑、参加娱乐活动，过好自己的生活。

这一开始可能会让人觉得不太可能。相信我，我懂。我记得。你可能发现自己在想"但我不可能在圣诞节的时候不吃姜饼！在感恩节时我不可能不吃南瓜派！聚会时其他人都想点比萨！这是她的生日／婚礼／毕业派对，必须吃那个蛋糕！万圣节糖果真的是必需的，不是吗？"

请记住，这些只是一些遗留下来的旧习俗。万圣节糖果当然不是必需的，其他任何东西也不是必需的，你知道的。这并不意味着你不能吃它们，但也不意味着你必须吃它们。你知道自己的身体对特定食物的反应，所以你可以更理性、更冷静地回答这些内心的问题，并且拿出证据来证明自己的观点。当你受到诱惑想屈服时，请自动切换调取原本学到的知识。如果你感到焦虑不安，感到被剥夺了什么，觉得自己错过了什么，请提醒自己一个事实：食用能滋养身体的食物并不意味着自由被剥夺。这是对自由最深刻的一种解读。

> 食用能滋养身体的食物并不意味着自由被剥夺。

每天早上醒来感觉良好，免受脑雾、消化问题、关节和肌肉疼痛、慢性疾病等的各种影响——这才是自由。当你的健康状况得到改善时，你在生活的各个方面才能获得自由。你可以拥有不受炎症困扰的生活，这比吃致炎食物所获得的任何短暂快乐都重要。但是，你的身体喜欢的食物，一定会让你感觉很舒服吗？这是你遇到的新困境。

需要重新进行排除饮食吗？

生活中常有意外发生。身体、健康状况、生理机能和生物个体性，都是动态变化的，不是静止的。虽然你的不耐受食物可能保持不变，但你总是有可能对新的食物不耐受，并开始重新向炎症谱系范围严重的那一端靠拢。你甚至可能都没注意到，随着时间的推移，压力和坏习惯可能重新潜入你的生活。或者，尽管你尽了最大的努力，你仍可能出现新的健康问题。总会有一些你无法控制的因素会引发健康问题。因此，我们更加有理由关注自己的身体健康并做出最好的决定——这才是为自己争取最好结果的最佳方式。最重要的是：倾听你的身体。

密切关注身体发出的信号始终是监测自身当前健康状况的最佳方式，尤其是当你承受巨大压力或经历荷尔蒙改变时期时，比如怀孕、更年期。如果你发现自己有一段时间停止倾听，变得忙碌、不知所措、忘记照顾自己，你要通过倾听身体的反馈，重新找回健康的状态。如果你在生活中遇到任何压力源，请特别留意。有什么导致你产生炎症的东西又悄悄出现了吗？我们的身体一直在变化。时间改变了我们所有人。我们在炎症谱系范围上的位置永远只是在某个时间点的痕迹，随着时间的推移，我们的位置也在不断变化。

如果你觉得有必要，你可以随时再次执行排除饮食法，减少体内悄悄酝酿的炎症，不管它是因为生活中的什么事引起的。重新做一次第二章里的测试。你可能会在同一系统中再次出现问题，也可能获得和上次截然不同的结果。可能一开始你需要关注的系统是消化系统或肌肉骨骼系统，但现在可能是你的神经系统或免疫系统。如果你符合这种情况，请再进行一次"四核心"或"八排除"方案的抗炎生活，以帮助你的生活重回正轨。

你可能还有其他原因想要再次执行排除饮食法，也许你想测试一种新食物或尝试一种新的饮食方式，想看看它是否适合你。你在改变、调整和完善自己的方案时，总是可以回过头再来一次。

但也有可能你再也不需要排除饮食了，因为你现在拥有了工具。你有你的食物清单，你有理想的生活方式。当然，我也会一直鼓励你咨询功能医学医生，以获得更加个性化的方案，解决任何你无法自行攻克的难题。

你今天感觉如何？

经过4周或8周的抗炎生活，然后谨慎地重新引入选定的食物，现在你的感觉应该明显比开始使用这本书时好得多。让我们重新评估一下你的健康，来量化你所完成的改变。问一问你自己如下问题。

- 你感觉精力充沛吗？
- 你的疼痛程度如何？
- 你睡眠怎么样？
- 你注意力够集中吗？
- 你的消化情况如何？
- 自从你开始这段旅程以来，你的生活发生了哪些变化？

现在，还记得你最初写在第30页上那8个最糟糕的症状吗？那个列表上的症状现在如何？症状都彻底消失了吗？让我们击掌庆祝一下吧！大多数问题都解决了？继续探索，继续测试，继续试验，并不断倾听来自你的身体的声音。严重的健康失衡可能需要很长时间才能完全纠正，但你已经快成功了。当你认识到并能说出你在健康方面取得的积极改变时，你将更有动力坚持新的饮食计划和生活计划。

我还建议你回到第二章，再进行一次炎症谱系测试，尤其是你得分最高的系统。现在你体内的炎症已经显著减轻，你的致炎食物也确定了，因此你的分数应该会比以前低很多。再次进行炎症谱系测试可以帮助你量化自己取得的进步，以及你在炎症谱系范围内朝着健康的方向走了多少，离慢性疾病的方向远了多少。这才是值得庆祝的事情！

既然你现在已经朝着正确的方向前进，那么该如何继续保持呢？从你的饮食中剔除致炎食物有助于你理清思维，也阻断了任何食物成瘾的倾向。你在过去 4 周或 8 周放弃了引发炎症的坏习惯，通过疗愈身体，重塑自己与身体的关系，从而消除了炎症。精准定位你的炎症触发因素并把它们从你的饮食中剔除出去，有助于重置你的身体、修复肠道并调整激素水平。你可能还没有感觉到百分之百恢复健康，但这没关系。根据我的经验，有些人可能需要至少 6 个月才能完全消除炎症并痊愈，而对许多有健康问题的人来说，在彻底改变生活方式后可能需要长达 2 年的时间才能永久地过渡到健康状态。重塑健康是一段神圣的旅程，所以我们要有耐心，对自己仁慈。多留意你的精神状态，以及你对自己身体和食物的感觉。这是生活这一平衡哲学中重要的一环。

这虽是本书的最后一章，却是你生活中下一篇章的开始。你执行什么样的饮食方案完全基于你个人的真实情况，它已经成为你切换新的生活方式的一块跳板。忠于你的身体所爱，坚持你的个人饮食计划，尊重你所学到的知识，远离伤害你的事物，静观自身健康的改善。

既然你已经绘制好了新的蓝图，那就怀着兴奋的心情继续前进吧。你现在所做的不再是节食。你知道自己的身体喜欢什么、需要什么才能欣欣向荣地发展。你已经从节食者转变为自己健康的主人。你比任何人都了解自己的身体——尤其是现在你已经学会了如何倾听自己身体的声音。

致谢

安珀、所罗门和希洛：我爱你们，我的家人们；我的心永远相伴于你们左右；我的每一次呼吸都是属于你们的。

致我的团队：安德烈娅、阿什莉、伊薇特、艾米丽和珍妮丝，你们也是我的家人，是我最亲密的朋友；感谢你们对患者的奉献精神和热情。

致我的患者：感谢你们让我成为你们追求健康之旅的同伴。我会负起这份沉重的责任的。能为你们服务是我的荣幸。

致希瑟、梅根、玛丽安、迈克尔以及艾弗利出版社和沃特波利出版社的每个人：你们就是我梦寐以求的最佳团队。非常感谢你们对我的信任，使这本书得以顺利出版。

致夏娃：这本书是属于爱的成果。感谢你和我一同走过这段旅程。

致杰森、科琳和我的绿色身心的家人们：感谢你们为我所做的一切，感谢你们多年来给了我一个发声平台和一个家。我永远心存感激。

致埃莉斯、格温妮丝、琪琪和我的古珀（goop）家人：我无比感谢你们。感谢你们给我向世界介绍我的心得的机会。

致特里·华尔斯博士、艾利桑德罗·荣格博士、乔希·埃克斯博士、梅丽莎·哈特维格和弗兰克·利普曼博士：感谢你们，你们是我的英雄、导师和朋友。

致李、杰森、艾德和我的艾普利凡（Amplify）家人：感谢你们，你们是我的老师、朋友和核心团队。

最后，感谢功能医学和健康领域的每一个人：你们都是改变世界的佼佼者。